Du même auteur, aux éditions Leduc.s

Le Régime thé, 2009.
IS antikilos, 2008.
Verrines simplissimes à l'agar-agar, 2008.
Konjac coupe-faim, 2008.
Programme minceur agar-agar en 15 jours, 2008.
La Santé 100 % nature, 2008.
Agar-agar : la nouvelle arme antikilos, 2007.
Le Régime express IG brûle-graisses, 2007.
Le Régime express IG minceur, 2007.
Le Régime IG, 2006.

Crédits photos : Jupiterimages

Mise en page : Facompo – Lisieux

Première réimpression (mars 2009)
33, rue Linné
75005 Paris – France
E-mail : info@leduc-editions.com
ISBN : 978-2-84899-233-4

ANNE DUFOUR

Smoothies
MINCEUR

LEDUC.S
EDITIONS

Sommaire

One smoothie a day...

On peut se noyer dans un verre d'eau. Mais pas dans un smoothie. Un smoothie, au contraire, remet les idées en place, vitamine les neurones et aide à lifter la silhouette. Le dicton « *An apple a day keeps the doctor away* » (une pomme par jour éloigne le médecin) est plus que jamais d'actualité. Quant au célèbre mot d'ordre international « 5 fruits et légumes par jour », il enfonce le clou, réaffirmant qu'il est tout simplement impossible de rester en bonne santé et de garder la ligne sans consommer au minimum 600 grammes de fruits et légumes chaque jour. Nos smoothies réussissent cet exploit insensé : ils séduisent autant les amoureux des fruits et légumes que ceux qui les détestent ! Pas envie que les petits grains du kiwi se glissent dans les dents, de mâcher les petites peaux des clémentines, de grimacer sous l'acidité du

citron, de croquer la pomme ? Buvez-les tous ! Pas fan de fenouil, réfractaire à la texture trop craquante de la carotte ou à l'acidité de la tomate ? Hop, dans le mixeur. Ce n'est pas la mer à boire !
Mais il n'y a pas que les smoothies dans la vie ! Il y a les « zéro calorie », les « ventre plat », les infusions minceur, la douceur et la gourmandise, aussi. Plongeons sans attendre dans la bassine de potion magique pleine de fruits et légumes, de thé, de ces nouvelles boissons malicieuses et gourmandes que sont les bubble-teas, et de tout un tas d'herbes et d'épices aussi belles que bonnes. Stars incontestées des smoothies et de toutes les boissons magiques de ce livre, ils enchanteront vos yeux avant de séduire vos papilles !

La fontaine des boissons minceur

En 2007, 2 435 688 flacons de boissons minceur se sont vendus en France*. C'est 3 % de plus que l'année précédente et probablement largement 3 % de moins que la prochaine ! Un marché en pleine expansion qui attise la gourmandise des labos, lesquels proposent des boissons minceur toujours plus hight-tech en pharmacie, parapharmacie et grande surface. La fontaine des premières boissons minceur a jailli il y a une dizaine d'années, elle coule désormais à flots et n'est pas près de se tarir.
À l'origine, l'équation « eau + drainage + détox = pureté » dominait. Depuis, l'offre s'est affinée, on demande à une boisson minceur non seulement de drainer, en effet, et

* Source IMS Health, vente dans les pharmacies et parapharmacies.

c'est bien le minimum, mais aussi d'offrir un coup de pouce minceur. C'est-à-dire d'être source de minéraux et vitamines antikilos. Et qui d'autre que les fruits, les légumes et le thé sont le mieux placés pour ça, on vous le demande ? Plus naturels, plus efficaces, incomparablement plus agréables et nettement moins chers que des compléments alimentaires ou des gels minceur, nos smoothies et nos boissons magiques ne demandent que ça : vous aider à retrouver une silhouette de sirène !

Pour l'amour des fruits et légumes

On ne vous apprend rien : nous ne consommons pas suffisamment de fruits et légumes. Et bon nombre d'entre nous avalent à peine la moitié de la quantité recommandée, soit 2,5 portions (300 g) au lieu des 5 portions (600 g) minimum ! Dommage, ces « petits mangeurs » comme on les appelle, se privent d'une irremplaçable source de vitamines, minéraux, éléments antikilos, « bons » sucres, fibres, enzymes, composés aidant à rétablir l'équilibre acido-basique, antioxydants (antivieillissement), potassium (qui s'oppose à l'excès de sel)… le tout pour un apport calorique très, très faible !

La mauvaise nouvelle…

Seulement voilà, il n'y a pas moyen. Et lorsque la mauvaise foi s'en mêle, les fruits deviennent difficiles à éplucher (« À part les bananes, j'ai la flemme »), peu appétissants (« Ça a pas de goût », « C'est farineux »), bizarres (« Ça se mange comment ? »), frustrants (« C'est pas assez sucré », « C'est pas un vrai dessert »), menaçants même (« Je les digère pas »). Quant aux légumes, leur « mauvaise image » leur colle à la pelure : « Le maïs c'est pour les poules », « La salade ça ne nourrit pas », « Ça coûte cher », « Je ne sais pas comment ça se prépare », « J'ai pas le temps », « C'est comme pendant la guerre quand il n'y avait que ça à se mettre sous la dent », « C'est pour les filles », « Je ne suis pas au régime », etc.

… et la bonne !

Heureusement, il y a les purées, jus, smoothies, yaourts à boire… Alors là, c'est une autre limonade car, voyez-vous, nous adorons manger « mou » et, mieux encore, « liquide ». Toutes les réticences évoquées sont instantanément oubliées dès lors que le blender prend les choses en main. Droit à la paresse pour certains, fluidité et légèreté pour d'autres, prétextes encore à une consommation ludique des fruits et légumes, snacking sain, l'alimentation liquide est, pour les psychologues, un retour à l'alimentation maternelle. Un genre de « doudou culinaire », pour résumer. Il est vrai qu'une paille dans un milk-shake porte, en soi, quelque chose de régressif. Cependant, nous sommes autant ce que nous mangeons que ce que nous buvons. Entre le yaourt à boire des

ados, la compote à suçoter pour les enfants, les plats complets liquides version cuisine moléculaire pour les grands et nos smoothies minceur, il y a de grandes différences ! Caloriques, nutritionnelles, culturelles, etc.
Dans ce livre, vous découvrirez des boissons douces et câlines, c'est vrai, mais aussi du pétillant, de l'acide, de l'épicé, ainsi que toute une variété de sensations pas du tout régressives. Le but ? Se faire plaisir, se faire du bien et, au passage, se délester de quelques kilos en trop.

Ça coule de source !

Le 31 janvier 2008, le magazine professionnel LSA dressait la liste des produits les plus vendus en grande surface. Sortez vos verres et préparez les pailles.
N° 1 : Ricard
N° 2 : Coca-Cola (classique)
N° 3 : Cristalline*
N° 4 : Nutella
N° 5 : Évian*
N° 6 : Kronenbourg
N° 7 : Contrex*
N° 8 : Hépar*
N° 9 : Boîte de Ricoré
N° 10 : Volvic*
Impressionnant, non ? À ceux qui en douteraient encore : nous sommes une nation de buveurs invétérés ! C'était le classement en chiffre d'affaires. Mais si on classe les aliments « best-sellers » en volume cette fois, eh bien... on retombe encore sur du liquide, et exclusivement du liquide (même pas de Nutella) : de l'eau, du Coca, différents produits à boire à base de lait. Voilà ! Donc le Français boit. Pas forcément de l'alcool, mais il adore siroter.

* Eaux minérales.

Les smoothies

Un smoothie, c'est quoi ? Chacun y va de sa petite définition, avec ou sans yaourt, avec ou sans lait, avec ou sans peau du fruit… bref, voilà le fin mot de l'histoire : un smoothie, c'est une boisson à base de fruits frais mixés, entiers. Un fruit à boire, en fait. À partir de là, c'est comme vous voulez : soit du pur fruit, pourquoi pas monomaniaque – par exemple un smoothie de fruits de la passion, point – soit de deux fruits, soit d'un fruit et de yaourt, ou d'un fruit et de lait, de thé, de sorbet, de glace, de fines herbes, de légumes, de soupe, ou même d'un fruit et… de jus de fruits ! (Ex. : fruit de la passion + jus d'orange.) Et puis d'abord, on fait comme on veut, quand on veut, si on veut. Sans blague ! Depuis son invention, dans les années 1930 aux États-Unis, le concept n'a pas changé tant que cela. Sauf qu'aux États-Unis, toujours, les smoothies jouent désormais plus souvent dans la catégorie « poids lourds » (avec crème glacée notamment) que « taille fine ».

Sans sucre

Dans un smoothie, pas de sucre ajouté. Celui naturellement présent dans le fruit suffit amplement. D'où l'importance extrême de choisir de bons ingrédients de base : des fruits mûrs, frais, ou surgelés. Mieux vaut une bonne fraise surgelée qu'une pauvre fraise « fraîche » hors saison (et hors de prix !), sans parfum, saveur, ni… vitamine ! C'est aussi pourquoi dans nos smoothies, vous ne trouverez pas de crème glacée, ni de sirop, ni de coulis, ni de nectar, ni d'aucun sucre en plus. Non que ce soit forcément mauvais, mais nous pensons que les fruits n'ont pas besoin de sucre pour être sublimés. En revanche, dans certaines boissons, vous pourrez trouver du sirop d'érable (mais pas trop), du miel (pas trop non plus), et surtout des glaçons.

Sans gras

Pas un atome de gras non plus, sauf, là encore, celui naturellement présent dans les ingrédients employés. Par exemple, dans les graines de lin ou même dans les petits grains noirs du kiwi... mais vraiment ce sont des mini-traces et à chaque fois du bons gras. N'en parlons même pas, la quantité est infinitésimale, indétectable. Et là encore, nous pensons – et nous le prouvons avec nos recettes – que les légumes n'ont pas besoin de baigner dans de l'huile de friture pour avoir du goût. C'est la magie du blender, qui confère une texture extraordinaire aux préparations, sans avoir besoin de recourir à autre chose qu'un bouton « marche/arrêt ».

Les 15 propriétés minceur incontournables des fruits et légumes... sous forme de smoothies !

1. **Ils sont pauvres en calories mais riches en vitamines,** minéraux, sucres « lents », composés coupe-faim extraordinaires. Le contraire même des calories « vides », représentées par les aliments gras et sucrés, riches en calories mais dépourvus d'élément bénéfique pour la santé. Rien que pour ça, les nutritionnistes les adorent.
2. **Ils regorgent de bottes secrètes antikilos.** Par exemple, des pectines, fibres formant une sorte de gel dans l'estomac pour y piéger sucres et graisses afin de les

éliminer. Les pectines procurent en outre un remarquable effet coupe-faim. Ou l'HCMP de la cannelle. Vous découvrirez tout cela en détail à la page 39.

3. **Ils renferment des sucres « lents »** (à charge glycémique basse), aussi importants pour l'énergie que pour l'humeur, deux talons d'Achille quand on est au régime. C'est une propriété vitale pour les diabétiques, d'autant que 80 % d'entre eux sont en surpoids : avec les smoothies minceur, ils font d'une pierre 3 coups.
4. Quand on les mixe crus (ce qui est presque toujours le cas pour les smoothies), on **préserve leurs vitamines**, surtout la C, **et leurs enzymes**, sensibles à la chaleur. Et on attendrit leurs fibres.
5. **Tout le monde les aime**, même les enfants, même les ados, même les hommes. Sous forme liquide, dans un joli verre, les légumes ne sont plus vraiment comme des légumes, est-ce que notre message est clair ? Un peu de créativité, ça change tout. Et si votre homme a l'habitude de grincer « les cerises c'est pour les oiseaux » (variante connue du refrain non moins célèbre « le maïs c'est pour les poules »), mettez-lui un grand verre de smoothie aux fruits rouges entre les mains. Et les smoothies, c'est pour les poules ?
6. **Ils améliorent à eux seuls l'équilibre alimentaire de la journée**, modèrent l'appétit, remplissent l'estomac et comblent les sens grâce à leur texture « smooth », épaisse, onctueuse et douce.
7. **On peut les mélanger un peu comme on veut**, si on veut et quand on veut. C'est rare que ce soit mauvais ! En tout cas c'est très rigolo et on obtient parfois des couleurs vraiment magnifiques. Important ça, la couleur, non ? Du coup, on en oublie de grignoter d'autres choses nettement moins recommandables.

Franchement entre un sublime smoothie d'un magnifique rouge éclatant et un pauvre croissant à moitié sec, qui laisse les doigts gras et des miettes partout, vous préférez quoi ?

8. **Ils participent à la prévention des troubles digestifs**, des plus bénins aux plus graves. Les fruits et légumes ont largement fait leurs preuves dans ce domaine, avis aux transits ralentis et aux estomacs brûlants. En plus, une fois mixés, ils sont bien plus faciles à digérer que les fruits et légumes entiers !
9. **Ils atténuent les effets néfastes d'aliments moins bénéfiques**, tels que les plats trop salés, trop gras, trop cuits… Ce qui ne veut pas dire qu'il faut continuer à consommer ce type de plats, nous sommes d'accord.
10. **Ce sont les champions de l'apport en potassium.** Or, ce dernier s'oppose au sel, donc à la rétention d'eau. Plus on mange de végétaux, plus on élimine, donc moins on « gonfle ».
11. **Ils garantissent l'équilibre interne du corps** (acido-basique), un point essentiel à la santé et à la ligne.
12. **Ils font absorber de l'eau sans en avoir l'air.** Fruits comme légumes frais en renferment tous entre 80 et 96 %. Et l'eau, c'est combien de calories déjà ?
13. **Ils occupent l'assiette et l'estomac** – donc psychologiquement et mécaniquement, ils « remplissent » – pour un mini-apport calorique.
14. **On peut en ingérer de grandes quantités** (attention à l'assaisonnement !) sans exploser le quota calorique.
15. **Ils renferment des antioxydants à la pelle.** Notamment ceux qu'on appelle les nouveaux antioxydants, c'est-à-dire les polyphénols (flavonoïdes…). Or, il est maintenant bien établi qu'un manque d'antioxydants favorise le surpoids. Comme la vie est

bien faite : nos smoothies minceur sont précisément conçus pour vous apporter un maximum d'antioxydants, c'est pourquoi ils renferment tant de fruits rouges ou de légumes hautement colorés, champions dans cette catégorie.

Un smoothie = au moins 1 portion de fruits et légumes, souvent beaucoup plus !

Un smoothie, c'est exactement comme un fruit, mais qui se boit : il renferme absolument tous les composés du fruit, contrairement aux fruits pressés par exemple (voir p. 21). Le PNNS (Programme national nutrition santé) recommande de consommer « au moins 5 fruits et légumes par jour ». Et précise qu'1 portion correspond à 80 g de fruits ou 150 ml de jus de fruits. Donc, dans un verre de 250 ml, c'est-à-dire une contenance classique pour un smoothie (l'équivalent des petites bouteilles de smoothies disponibles dans les magasins), il y a au minimum 2 portions de fruits/légumes ! À condition qu'il y ait du fruit et rien que ça.

Donc, sachant qu'il faut consommer au minimum 5 fruits et légumes par jour, 1 smoothie pur fruit = les 2 portions de fruit nécessaires. À vous d'ajouter les 3 portions de légumes ! Si éplucher les pamplemousses ou effiler les haricots verts ne vous branche pas plus que ça, les smoothies représentent une excellente solution pour atteindre facilement votre « quota ».

Un smoothie peut en cacher un autre…

Touché par le virus du smoothie, vous êtes devenu accro au point d'en acheter régulièrement « tout prêt » en magasin ?

Attention ! Si quelques marques types sont effectivement « 100 % fruits » et rien d'autre, d'autres fabricants ajoutent sans vergogne de l'eau et même du sucre dans leurs smoothies. Et puis il y a ceux qui confectionnent leurs produits avec des fruits frais, tandis que d'autres (souvent ceux qui ajoutent de l'eau et du sucre, tiens quelle surprise !) utilisent des jus de fruits concentrés. Ce qui veut dire qu'à un moment ou à un autre du processus de fabrication, l'eau naturelle du fruit lui a été retirée par évaporation – donc cuisson – pour réduire le jus à environ 10 %, histoire de payer moins cher en transport (pour le fabricant, pas pour vous). Arrivé à destination, notre jus concentré et cuit, appauvri en saveur, fraîcheur et vitamines, est regonflé avec à nouveau de l'eau et… quelques additifs au passage tels que du sucre ou des arômes. Non merci ! Dans ce cas, évidemment, les portions de fruits sont à revoir à la baisse, et la teneur en sucre, donc en calories, à la hausse. Ce n'est tout simplement plus le même produit. Ouvrez l'œil avant d'aspirer la paille !

Par ailleurs, méfiez-vous des délicieux mélanges avec du lait voire de la crème. Il existe une très large variété de smoothies ; certains (comme les nôtres) irréprochables, tandis que d'autres sont de véritables bombes caloriques, friandises à consommer avec parcimonie, certes à base de fruits mais aussi de glace voire de chocolat ! On ne cesse de le répéter : les fruits sont naturellement riches en sucre, pas besoin d'en ajouter.

C'est bon pour les enfants !

Les smoothies 100 % fruits ou légumes, c'est du fruit ou du légume et rien d'autre. Les enfants adorent, et c'est une excellente façon de leur faire découvrir les végétaux sans ajouter de gras, de sucre ou de colorants.

Pulp fiction

Ne rêvez pas. « Smoothie ne rime pas avec zéro calorie. » Tous sont riches en sucres, même s'il s'agit du sucre naturel des fruits. Hors de question de les consommer sans modération, donc : ils viennent compléter un repas (en guise de dessert), remplacer un petit déjeuner ou se poser comme des snacks ultra-sains, bien préférables aux barres chocolatées.

Mais ne remplacez pas l'eau ou le thé (zéro calorie) par des smoothies à longueur de journée ! Certes, à la base, le smoothie est préférable au jus car il apporte également la pulpe de fruit ainsi que les fibres. Mais on met rapidement une banane, une pomme et une poire dans un blender. Qui mangerait ces trois fruits entiers en fin de repas ? Alors que sous forme liquide, ils passent comme une lettre à la poste. Tant mieux pour les « 5 par jour », mais soyez conscient de ce que vous avalez !

Ce que vous pouvez boire sans l'ombre d'un état d'âme, ce sont nos boissons magiques, ou les superlight. Ils sont matérialisés par le qualificatif « ultralight » dans nos recettes.

Les fruits pressés

Pour confectionner des smoothies, on a parfois besoin de presser des fruits, particulièrement les agrumes. Et puis, il y avait une vie avant les smoothies ! Une orange ou un citron pressés tout simples, restent divins à la terrasse d'un café ou simplement le matin au petit déjeuner.

Un fruit pressé, c'est très « basique », mais faut-il être systématiquement ennemi de la simplicité ? Ses « plus » : très rafraîchissant, gorgé d'eau, il est fort peu calorique (la palme d'or revient au citron pressé sans sucre). Le revers de la médaille : comme il a perdu ses fibres en route, il rassasie moins et, mathématiquement, est plus riche en sucre. Nul n'est parfait…

Les lassis

Un mélange de yaourt, de jus de fruits, d'eau et d'épices, voilà pour la base du lassi. On peut aussi préparer un lassi nature (yaourt + sel + eau – comptez 2 volumes de yaourt pour 1 volume d'eau). D'origine indienne, traditionnellement salé, le lassi se déguste pendant le repas afin de calmer le « feu » des plats épicés. Mais qui vous en voudra de le décliner comme vous voulez et de le boire quand bon vous semble ? Pas nous ! Aucune raison de ne pas le tester avec du lait de soja, par exemple, ou des épices pour lui donner du caractère. En tout cas, un lassi n'est pas un smoothie, sauf si vous mixez votre yaourt avec du fruit entier. Ça change tout !

Les autres boissons minceur

Boissons magiques, à base de thé, d'eau minérale, incluant des ingrédients étonnants comme la poudre de Vée ou les fleurs de thé… vous découvrirez bien d'autres cocktails minceurs avec ou sans fruits. Tous sont délicieux, n'en ratez pas un !

L'art de la mixologie minceur

La mixologie, pour faire court, c'est l'art du mélange, l'art de créer des cocktails nouveaux. Et, si l'on veut respecter l'esprit *mix* à la lettre, d'utiliser pour cela exclusivement de l'alcool et autres ingrédients de bonne qualité (fruits frais…). Plus qu'une mode, la mixologie, c'est tout un univers dans lequel gravitent des cours (à prix d'or) dans certains hôtels très « hype », et même, depuis peu, des leçons de mixologie moléculaire, c'est-à-dire en gros jouer les Panoramix pour obtenir des boissons vraiment étonnantes (couleurs, matières, fumée…). Le *mix* (on ne dit plus « cocktail ») est désormais la marque de fabrique, la signature d'un lieu, comme c'est le cas pour une compilation musicale. À côté de ces spécialités « toutes prêtes » fort inventives proposées sur les cartes de bar, de plus en plus sophistiquées, il y a aussi le « faites-le vous-même ». En gros, on s'assoit, on dit je voudrais ça, ça et ça dans mon *mix*, et on attend tranquillement sa commande. Le but du barman : s'adapter à 100 % à l'humeur du jour, des envies du client, du sens du vent, bref, faire preuve de souplesse.

Mixologie minceur : détox, brûle-graisses, super-protéiné et compagnie

La mixologie minceur, c'est exactement pareil, sans l'alcool ! L'art de mixer les bons ingrédients ensemble pour un résultat détox, brûle-graisses, super-protéiné, etc. Et créer des mixtures d'anthologie qui ressemblent à tout sauf à des régimes fades et rébarbatifs. En vedette parmi nos *mix* : les smoothies et compagnie (lassis, 100 % jus…) mais aussi les boissons magiques (pas magiques, en fait, juste géniales !), celles à base de thé comme, par exemple, les étonnants bubble teas, et aussi les « accords parfaits », mariages de raison entre le potager et le verger. Car lorsqu'une carotte rencontre une orange, elles ont beaucoup, beaucoup de choses à se raconter !
Vous avez envie de changer un ingrédient dans une de nos boissons ? Ne vous gênez pas ! Où est le problème ? Vous préférez le lait de soja au lait de vache ? Va pour le soja ! Vous aimez mieux le thé Earl Grey que le thé vert ? Faites comme chez vous. Cependant, on ne mélange pas n'importe quoi sous peine d'obtenir une chose imbuvable, mal diluée, non harmonisée. Nos *mix* ont tous été testés, goûtés et approuvés par un panel de papilles gustatives expertes (nos proches).

Nous déclinons toute responsabilité en cas de modification de formule !

À consommer sur place !

Aussitôt préparé, aussitôt dégusté ! Telle est la devise de toute boisson minceur de ce livre. Sauf pour les thés glacés ou les préparations à infuser, bien entendu. Mais même elles doivent être sirotées sans délai lorsqu'elles sont prêtes. Car les vitamines, divas fragiles et versatiles, s'échappent très vite du verre. Les cocktails restent, les vitamines s'envolent...

Breakfast, 4 heures à moteur ou after diner : so chic !

Un smoothie en guise de petit déjeuner, un *mix* minceur pour le goûter, une boisson plume au dîner, c'est une très bonne idée. La meilleure qui soit, en fait ! Le petit goût sucré qui va bien, les fibres du fruit (entier, rappelons-le !) pour un rassasiement optimal jusqu'au prochain repas, pas un atome de gras. À nous la silhouette haricot vert, le teint abricot, une patate à toute épreuve, et terminée l'humeur mi-figue mi-raisin ! Une vraie parenthèse taille fine de bonne humeur et d'énergie.

Et avec ça ce sera ?

Envie de grignoter une bricole avec votre smoothie ? C'est votre droit le plus strict. À condition de ne pas tout gâcher avec des chips, biscuits apéritifs, rillettes ou autres feuilletés gras et hyper salés, pas du tout taille fine pour le coup... Voici quelques pistes...

- Des crudités (radis, tomates cerise, fleurs de chou-fleur, bâtonnets de carotte, céleri ou concombre...) à grignoter. Quitte à les tremper dans du fromage blanc aux herbes comme le cerfeuil, l'aneth ou l'estragon.
- Des champignons de Paris à la croque.
- Des noix, noisettes, amandes, certes caloriques, mais en réalité irréprochables pour la ligne. À condition de ne pas les avaler par poignées, bien entendu.
- Des crevettes nature à picorer.

Légers, super-vitaminés, coupe-faim… nos mix donnent la banane !

Nos *mix* minceur apportent exclusivement les calories du fruit utilisé, du jus mixé, du yaourt en question. Bien évidemment. Mais nos ingrédients sont triés sur le volet pour leurs exceptionnelles propriétés minceur. Qu'ils drainent (asperge), coupent la faim (pomme) et pour longtemps (cannelle), donnent la pêche et l'envie de bouger tout en aidant le corps à brûler les graisses (fruits rouges), nourrissent vraiment (fromage frais), ou détoxent (citron), etc. Leur texture inimitable y est pour beaucoup puisque, les nutritionnistes le savent bien, la combinaison eau + fibres favorise la satiété, autrement dit coupe l'appétit. Un point essentiel dans le cadre d'un régime amaigrissant, d'autant que cela évite le grignotage ! En mixologie minceur, aucun fruit n'est interdit. Simplement, certains sont plus recommandés que d'autres. Cependant, la mixologie a ses raisons, faites confiance aux experts ! Si la banane n'est pas un fruit emblématique du régime, bien qu'elle n'ait pourtant rien fait de mal, ¼ ou ½ banane surgelée fait merveille dans un smoothie en donnant de l'épaisseur à n'importe quel jus.

Les 5 « faux amis »

1. **L'alcool**, presque aussi calorique que le gras ! En plus il déconcentre, empêchant de « faire attention » à ce que l'on mange pendant le repas. Hop, un petit bretzel en plus ! Hop, un dernier Curly « pour la route » !
2. **Le sucre** : inutile, il y en a suffisamment dans les fruits.
3. **Le sirop** : du pur sucre, rien d'autre, dont en plus on ne maîtrise pas forcément la quantité. Cette remarque est valable pour le sirop de sucre de canne, comme de grenadine, menthe et tout le reste. Mais aussi, bien entendu, pour les sirops de café, de chocolat et autres liqueurs de café (qui cumulent les mauvais points sirop/sucre + alcool). « Comme c'est liquide, c'est sûrement moins grave » ? Ah bon ? Et pourquoi ?
4. **Les jus de fruits** du marché (souvent hyper sucrés).
5. **La crème**. Oubliez toute velléité de Chantilly ou autres Irish Coffee bien onctueux. Le blender s'occupe de cet aspect « caresse en bouche », sans ajouter l'ombre d'une calorie. Magique !

21 menus minceur autour d'un smoothie ou d'une boisson magique…

Un smoothie, fût-il épais et rassasiant, ne constitue généralement pas un repas équilibré à lui seul. Si vous souhaitez faire une cure de jus et boissons minceur, ou un week-end détox, piochez parmi les 20 menus suivants.

1. **New-York** : 1 salade verte/cubes de poulet/maïs/tomates cerise + 1 ***Hot cannella*** (p. 142).

2. **Terre et mer** : 2 tranches de saumon fumé, fenouil mariné au citron vert, huile d'olive et cumin, 1 tranche de pain complet + 1 ***Basilic instinct*** (p. 126).

3. **Paris** : ***Taille 36*** (p. 115) + tartare de bœuf, riz basmati + ½ barquette de framboises.

4. **Okinawa** : 1 ***Okinawa*** (p. 113) + 6 sushis + thé vert.

5. **Ultra-doux** : 1 ***Anis aime les smoothies*** (p. 86) + 2 tranches de jambon roulées (à croquer) + verrine cubes de poire bien mûre saupoudrés de cannelle et de poudre d'amande.

6. **Toscane** : Salade tomate-thon-mozza, 1 tranche de pain complet + 1 ***Mince alors !*** (p. 106) + coupe de fraises à la menthe.

7. **Miss Seguin** : 1 ***Biquette*** (p. 91), 2 galettes de riz soufflé + brochette de fruits (banane, pomme, fraise) saupoudrés de poudre de noix de coco.

8. **Tout cru** : Carpaccio champignons de Paris (citron, huile d'olive), fenouil et coquilles St Jacques, 1 ***Kiwi le clown*** (p. 144).

9. **Tout chaud** : Œufs brouillés aux crevettes, mâche + 1 ***Fruit bubble-tea*** (p. 138).

10. **Casper** : Salade de chou blanc + pâtes linguine avec filets de thon blanc à l'huile en boîte (égouttés) + 1 ***Casper*** (p. 132).

11. **Veggi** : Salade lentilles/quinoa, cerfeuil, tomates cerise… + 1 ***Bubble-tea chaud big billes*** (p. 129).

12. **Canicule** : Salade de haricots verts très frais aux magrets de canard, 1 ***Canicule*** (p. 131).

13. **Pétanque** : Moules marinières, laitue + 1 ***Antésite, le retour*** (p. 87).

14. **Grosse fatigue** : 1 ***Survitaminé*** (p. 185) + choucroute de la mer (chou + pavé de saumon ou de cabillaud), 2 carrés de chocolat noir.

15. **Sud-express petite faim** : Salade de pois chiches sauce yaourt, raisins secs + 1 ***Bugs Bunny*** (p. 173).

16. **Halloween** : Brochette de volaille, lentilles, 1 ***Halloween*** (p. 178).

17. **Marseille** : Calamars, ratatouille et boulgour, 1 ***Verdure*** (p. 188).

18. **Détox** : Salade de chou blanc, blanc de poulet poché (au court-bouillon), 1 ***Lemon détox*** (p. 149).

19. **Différent** : Salade niçoise à la mâche, filets de canard au sésame + 1 ***Spritz gingembre*** (p. 190).

20. **100 % smoothie** : 1 ***Billy ze smoothie*** (p. 171) + 1 ***Matchatcha*** (p. 152).

21. **Chicago** : Tartines à la crème d'avocat*, tartare de daurade aux câpres, 1 ***Mi-figue mi-glaçon*** (p. 153).

* Utilisez simplement la chair de l'avocat bien mûr comme du beurre, assaisonnez d'une pointe de poivre du moulin.

42 aliments minceur dans le mixeur

1 Agar-agar*

Extrait d'une petite algue, il se présente sous forme de poudre blanche, incolore, inodore, sans saveur. On l'ajoute aux cocktails chauds (il faut le faire bouillir pour bénéficier des propriétés coupe-faim de ses fibres naturelles). Maxi discrétion, mini kilos !

Son atout minceur majeur ?

C'est un remarquable coupe-faim, pour zéro calorie.

---

* Lire : *Agar-agar, la nouvelle arme antikilos,* Leduc.s Éditions.

Notre avis

Attention à bien « touiller » pour dissoudre totalement la poudre dans la boisson.

Où le trouve-t-on ?

En boutiques bio et diététiques, dans les épiceries asiatiques ou les boutiques de produits exotiques, en pharmacie (n'importe quel pharmacien peut en commander), sur internet, par exemple sur les sites : naturealiments.com, biodoo.com, monmarchand.com, eddenshop.com, asiamarche.fr, kalys.com

2 Agrumes (citron, mandarine, clémentine, orange, pamplemousse…)

Hercule, qui avait 12 travaux inhumains à accomplir, comme chacun sait, devait, entre autres, cueillir des « pommes d'or » du jardin des Hespérides. Très bucolique, sauf que lesdites pommes d'or étaient gardées par Atlas, rien moins qu'un Titan sommé par Zeus de soutenir le monde sur ses frêles épaules. La légende raconte qu'Atlas accepta d'aller chercher lui-même les fruits pour Hercule, mais il fallut bien que le dernier se charge temporairement du monde, parce que Atlas ne pouvait pas tout faire non plus. Tout ça pour dire que les oranges étaient en fait les pommes d'or. Voilà.

Leur atout minceur majeur ?

Tous les agrumes ont grosso modo les mêmes atouts : des fibres très rassasiantes, les pectines, surtout dans la petite peau blanche entre le fruit et sa pelure. De la vitamine C en veux-tu en voilà. Des flavonoïdes, molécules très protectrices pour la santé. Et un sacré tempérament non dénué d'une pointe d'acidité.

Notre avis

Dès la première gorgée on sait à qui on a affaire ! Mais goûtez toutes les variétés que vous croiserez sur votre chemin. Certaines sont nettement plus douces que d'autres. Remarque : si parfois vous mixez aussi la peau (recommandé dans certaines recettes car le zeste renferme des huiles essentielles particulièrement intéressantes), utilisez alors exclusivement des fruits bio.

Un peu de botanique

Cédrat (un citron très peu acide mais plutôt moche !), citron, citron vert, clémentine, combawa (petit citron vert de la Réunion, ultraparfumé), kumquat (un genre de minuscule clémentine très odorante), mandarine, orange, pamplemousse, pomelo (mutation du pamplemoussier ou de son hybridation avec un oranger), tangelo (mi-mandarine, mi-pomelo)... Sur l'étal de nos marchés, on trouve une bonne dizaine d'agrumes. Ces fruits appartiennent à la grande famille des *Citrus* et, dans une moindre mesure, à celle des *Fortunella* (pour les kumquats). Mais il en existe bien d'autres, disponibles ailleurs dans le monde. Ils sont unanimement appréciés !

3 Ananas

Il n'a jamais brûlé les graisses, contrairement à une légende tenace, mais il aide à digérer, c'est déjà pas mal.

Son atout minceur majeur ?

C'est la broméline qui facilite le travail de la digestion. On ne la trouve que dans l'ananas frais (pas le jus ni en boîte). Mais les fruits proposés en magasin renferment tout de même des vitamines B1 et B6, elles aussi actrices minceur.

Notre avis

Attention ! 100 ml de jus d'ananas frais maison = 51 calories (comme 100 g d'ananas). Le même avec de l'ananas au sirop = 77 calories.

C'est beau un fruit

Mais c'est quoi ? Les arbres font des fleurs, les fleurs se transforment en fruits, qui contiennent des graines, qui deviendront un nouvel arbre. D'accord ?
Donc, les fruits concentrent toutes les réserves nécessaires pour donner une nouvelle plante. Les fruits sont l'appareil reproducteur de la plante, ses sexes si vous préférez. Appelons un chat un chat. Pas étonnant qu'ils soient si riches en vitamines !

4 Antésite

L'Antésite, c'est en quelque sorte l'ancêtre du sirop aromatisé, en nettement plus « minceur ». Mis au point par un pharmacien en 1898 (pour faire concurrence à l'autre pharmacien, inventeur, lui, du Coca. Ah ces apothicaires !), c'est un concentré de réglisse parfumé à l'anis. En raison de ses vertus désaltérantes, l'Antésite fit partie des rations de combat de l'armée française pendant près de 15 ans, dans les années 1970-1980 !

Son atout minceur majeur ?

L'Antésite est ultra-désaltérant, ça ne fait pas maigrir, d'accord, mais cela permet de boire davantage d'eau et d'en retirer encore plus de plaisir. Attendez la suite : la saveur naturellement extra-sucrée de la réglisse (60 fois plus forte que le sucre blanc !) lui permet d'aromatiser n'importe quelle boisson sans ajout de sucre, donc pour zéro calorie ou presque, tout simplement. En plus, la réglisse est diurétique et c'est un laxatif doux. Et sachez qu'au Ier siècle, Dioscoride la recommandait pour « adoucir l'humeur ». Qu'est-ce que vous risquez à essayer ? On ne sait jamais…

Notre avis

Ce n'est pas un hasard si l'Antésite est le produit ayant enregistré les plus fortes progressions de ventes au rayon « boisson sans alcool » de la grande distribution, pendant la canicule de 2003. Cela dit attention : la réglisse est contre-indiquée en cas d'hypertension artérielle, et ce à un seuil plus ou moins bas selon les personnes. Méfiez-vous si tel est votre cas.

Où le trouve-t-on ?

Dans tous les supermarchés, conditionné en petits flacons permettant de préparer 85 litres de boisson.

5 Banane (surgelée)

Y'a bon ! Marco Polo l'a rapportée de Chine et l'a baptisée « fruit de paradis ». Tout est dit ! C'est vrai, elle est assez énergétique, surtout lorsqu'elle est bien mûre, donc au top de sa saveur. Mais d'un autre côté, ce ne sont que des « bons sucres » et ses inimitables arômes transportent le palais vers d'autres horizons, loin des barres chocolatées et des biscuits en tout genre. Du « solide », quoi.

Son atout minceur majeur ?

La banane est l'une des meilleures sources de potassium, un minéral anti-rétention d'eau... Comme l'avocat, elle « cale » agréablement. Son parfum et sa texture inimitables participent notablement à son capital sympathie : elle rallie à sa cause les plus réfractaires aux fruits !

Notre avis

Les bananes, oui. Les bananes au rhum, flambées, noix de coco ou au Nutella, on ne répond plus de rien.

> **Nos chouchous**
>
> Certains fruits reviennent fréquemment dans nos recettes parce que leurs qualités sont incomparables. Ainsi, la banane est un pilier de l'amateur de smoothies, en raison de sa fabuleuse onctuosité.

6 Cacao

Le cacao est le constituant de base du chocolat. Disons, pour résumer, que le chocolat est du cacao auquel on a ajouté du sucre. Et si vous lisez attentivement le texte, vous avez bien compris que nous parlions ici de cacao et non de chocolat ! Donc, au magasin, vous n'allez pas du tout traîner du côté des tablettes, mais plutôt au rayon « thé, café » et vous vous emparez de la boîte de cacao maigre en poudre la plus simple et la plus basique qui soit.

Son atout minceur majeur ?

Il est très riche en polyphénols antioxydants aptes à favoriser le métabolisme du sucre dans l'organisme. Autrement dit à le brûler et non à le stocker sous forme de graisse ! Il renferme notamment beaucoup de catéchines, ces fameuses molécules très « minceur » mises en avant sur des sachets de thé spécial « antikilos ». En outre, l'index glycémique du cacao est très bas, traduisez : c'est un « très bon sucre » !

Notre avis

Méfiez-vous des marques hyper connues de céréales de petit déjeuner qui se font passer pour des boissons cacaotées, et n'ont rien à voir avec ce dont on parle ici.

7 Café

Un café, c'est comme un parfum ou un grand vin. Les 900 arômes du produit final dépendant d'un assemblage subtil et complexe, où il est question de mélanges entre le doux Arabica et le costaud Robusta. On obtient ainsi un jus de chaussette ou un sublime nectar noir.

Son atout minceur majeur ?

La caféine qui « booste » le métabolisme de base, augmente la thermogenèse (fabrication de chaleur par le corps) en le forçant à brûler de l'énergie, donc des calories. Elle est aussi diurétique, c'est-à-dire qu'elle fait perdre de l'eau. Utile en cas de rétention.

Notre avis

La « force » d'un café n'a aucun rapport avec sa teneur en caféine. Elle dépend du degré de torréfaction (la cuisson » du grain), du corps et de l'amertume du café d'origine.

Aliment/boisson – 100 ml (ou 100 g)	Teneur en caféine (en mg)
Guarana (une plante amazonienne dont on utilise les graines, comme on utilise les graines du café, pour faire une boisson)	250 ou plus (dépend des produits)
Café expresso	175
Café filtre	145
Chocolat noir (à croquer)	72
Café instantané	56
Boisson énergisante (type Red Bull)	32
Thé	20 à 90
Cacao	20 à 80
Cola	10
Café décaféiné	2 à 4

Diverses sources dont Santé Canada et Marie Terrien, Josette Fournier, *La chimie du petit déjeuner*, Collection Formation.

> ***Remarque*** : les chiffres sont très disparates car tout dépend du mode de préparation (temps d'infusion, etc.). Ils ne sont là que pour donner un ordre d'idée.

8 Cannelle

C'est la doyenne des épices, celle qui se taillait déjà la part belle dans les papyrus égyptiens, sans doute parce qu'on s'en servait autant pour la cuisine que pour embaumer les morts… Des centaines d'années plus tard, elle tient encore son rang : que l'on soit gourmand et/ou à la recherche de la silhouette minceur perdue, hors de question de s'en passer.

Son atout minceur majeur ?

Qui dit cannelle dit HCMP. Un nom de code à la James Bond, au moins aussi efficace dans son genre. L'HCMP aide à équilibrer notre taux de sucre sanguin. C'est-à-dire que la cannelle est antifringale et fortement recommandée en cas d'hypoglycémie. Par ailleurs, elle renferme une quantité de fibres étonnante, même compte tenu de la consommation relativement faible. 1 cuillère à café en apporte plus que 100 g de brocoli, de potiron ou de clémentine !

Notre avis

Quand on débute dans le monde des épices, toutes les cannelles se ressemblent. Mais quand on devient fan, pas question de remplacer celle de Chine (assez astringente et au goût plus « rugueux », partenaire du « Cinq Épices ») par celle de Ceylan (plus douce), plus courante chez nous et mieux adaptée pour les smoothies.

9 Carotte

L'écrivain américain Robert Sheckley le dit avec tact : « Pour la carotte, le lapin est la parfaite incarnation du mal. » Mais comme nous ne sommes pas des lapins, tout va bien. La carotte comprendra qu'on la consomme sans modération parce que… c'est bon ! Et qu'en plus ça donne le teint rose, ce que personne n'ignore.

Son atout minceur majeur ?

Ses pectines, les fameuses fibres « qui calent ». Les mêmes que celles de la pomme ou des agrumes.

Notre avis

Dans l'idéal, achetez des carottes bio, comme ça vous n'aurez pas besoin de les éplucher. Et vous bénéficierez ainsi de 100 % de ses fibres !

Une grosse légume

Contrairement aux fruits, les légumes n'ont pas vraiment d'existence légale d'un point de vue botanique. Pour s'approcher du sens strict, ce mot désigne la gousse, fruit spécifique des légumineuses. Nous voilà bien avancés. Disons qu'il s'agit d'une plante que l'on cultive et dont on consomme certaines parties comestibles : les racines (légumes-racines, comme la carotte ou le radis), les tubercules (pomme de terre), les bulbes (ail), les légumes-tiges (asperge), les légumes-feuilles (épinards), etc. Traditionnellement, on estime que le légume se différencie du fruit car il n'a pas de goût sucré. Ce qui se discute, justement, avec la carotte ou la betterave, par exemple.

10 Céleri

Il n'y a pas que le céleri rémoulade dans la vie. Il y a aussi le céleri… en smoothie ! Le céleri en branches est plus adapté que le rave… mais après tout, à vous de voir. Pour l'anecdote, sachez qu'à l'origine, le céleri s'appelait « ache des marais ». Après des bricolages de sélection, on a pu tirer deux variétés distinctes : le céleri rave (racine hypertrophiée) et le céleri branche (partie aérienne allongée). On s'amuse bien dans les laboratoires d'agronomie !

Son atout minceur majeur ?

Il se résume en trois mots : fibres, vitamines B6 et C, trois « poids lourds » minceur. Et rajoutons cet aspect digne d'intérêt : avant la Renaissance, le céleri était employé non pas en tant qu'aliment mais comme plante médicinale pour traiter la rétention d'eau (traduisez = les jambes lourdes et gonflées). Vous voyez qu'il a une belle expérience en termes de silhouette.

Notre avis

La richesse en fibres du céleri en fait un aliment parfois un peu indigeste. Mais cet inconvénient disparaît totalement dans le jus. Alors donnez-lui une seconde chance si vous le boudiez jusqu'à présent à cause de sa robustesse !

11 Concombre

L'un des emblèmes des régimes minceur. Et c'est parfaitement justifié puisque le concombre est le légume le moins calorique de tous.

Son atout minceur majeur ?

Ses 10 calories aux 100 g, réellement imbattables. Il est quatre fois plus léger que les haricots verts, vous vous rendez compte ? En plus, bourré d'eau et de potassium, il draine autant qu'il peut, et s'avère simplement indispensable en cas de rétention d'eau.

Notre avis

En dehors de son aspect « minceur », son côté sensoriel est lui aussi irremplaçable. Aussi rafraîchissant que désaltérant, c'est un grand verre de frais dont on devient vite « addict » dans la chaleur de l'été.

Un légume fruit

Comme l'aubergine, l'avocat, le cornichon, toutes les courges (potiron...), les haricots verts, le piment, les pois mange-tout, le poivron ou la tomate, le concombre est ce qu'on appelle un « légume fruit ». Au sens botanique du terme, c'est un fruit, mais on le consomme comme un légume. Bon, ça ne change strictement rien ni pour vous, ni pour votre blender. C'était juste de la culture générale.

(12) Eaux florales (oranger, rose)

Les eaux de fleurs d'oranger et de rose sont de loin les plus courantes, on les achète dans n'importe quelle grande surface. Elles sont préparées à partir des fleurs de bigaradier (orange amère) ou de rose.
Vous pouvez aussi vous procurer des eaux florales plus rares, comme celles de menthe, de romarin ou de mélisse – on les appelle dans ce cas « hydrolats »*.

---

* On trouve les hydrolats en pharmacie, dans les magasins diététiques ou bio, ainsi que chez des revendeurs d'huiles essentielles.

Leur atout minceur majeur ?

Elles confèrent une touche de douceur et un arôme inimitable, pour zéro calorie.

Notre avis

L'eau de fleur d'oranger possède de véritables propriétés apaisantes, surtout si elle accompagne d'autres ingrédients relaxants. Pensez à elle le soir, avant de vous coucher !

C'est moi qui l'ai fait !

Amusante à réaliser soi-même, l'eau de rose est un des petits bonheurs simples que l'on peut s'offrir quand on a un jardin. Hors de question, en effet, d'utiliser les pétales de roses* du fleuriste pour réaliser cette délicate préparation. Marche à suivre : faites bouillir ¼ de litre d'eau, jetez-y une poignée de pétales de rose, laissez infuser 20 minutes et filtrez. C'est tout ! Attention : elle ne se conserve pas du tout... quelques heures tout au plus. Donc, à consommer immédiatement !

(13) Eau minérale Salvetat

Toutes les eaux minérales ont leur spécificité et leurs propriétés. L'objectif n'est pas de faire de la pub pour l'une ou l'autre d'entre elles, mais de vous aider à choisir la mieux appropriée à vos besoins. Lorsque vous ajoutez de l'eau à un smoothie ou autre cocktail, ne serait-ce que pour le « couper », le rendre moins dense, autant en

* Utilisez exclusivement des rosiers non traités !

profiter pour soigner vos nerfs. C'est ce que propose la Salvetat. Maintenant, si vous n'avez que de l'eau du robinet sous la main, personne ne vous en voudra !

Son atout minceur majeur ?

Ses sels minéraux. Elle est riche en carbonate de calcium (très bien assimilé) et en magnésium, lui aussi parfaitement reconnu par le corps.

Notre avis

C'est l'eau idéale pour les spasmophiles ainsi que pour tous les grignoteurs victimes de leurs nerfs sensibles.

14 Eau minérale Vichy Saint-Yorre

Confiez-lui votre système digestif, elle s'en occupe comme nulle autre. Ses bicarbonates calment le feu des estomacs les plus brûlants (largement aussi bien que les médicaments antiacides), les lourdeurs digestives, aident à digérer à peu près tout et n'importe quoi.

Son atout minceur majeur ?

Ses bulles un peu envahissantes qui détournent l'attention. Et qui ne « ballonnent » pas : le gaz des eaux pétillantes est absorbé avant l'intestin, donc rien à voir avec les gaz intestinaux, provoqués par la fermentation des aliments.

Notre avis

Le bicarbonate de sodium de l'eau de Vichy ne provoque pas de rétention d'eau et n'est pas mauvais pour la tension. Rien à voir avec le classique chlorure de sodium de la salière.

Pour info, la Saint-Yorre ne renferme que 0,53 g de sel/litre, soit moins que dans 1 litre de lait ou dans 2 œufs.

15 Estragon

L'estragon (« petit dragon ») fait partie du cercle très fermé des fines herbes, qui regroupent également le persil, la ciboulette et le cerfeuil. Ces 4 mousquetaires de la silhouette portent bien leur nom de « fines » !

Son atout minceur majeur ?

Ventre plat ! Il facilite la digestion, bien sûr…

Notre avis

L'estragon, c'est frais, à la rigueur congelé mais par pitié, pas déshydraté. Les herbes déshydratées perdent absolument toute odeur, tout arôme, elles sont trop fragiles pour supporter le process industriel.

16 Fenouil

En voilà un qui ne manque pas de constance. Au Moyen Âge, les italiens réalisaient déjà des solutions amincissantes à base de fenouil. C'est dire si la préoccupation ne date pas d'hier ! C'est vrai qu'à l'époque, on le croyait aussi capable d'éloigner les démons ce qui, faut-il le préciser, n'a jamais été formellement démontré par la suite. Les légendes passent, la vérité reste : oui, le fenouil aide à mincir !

Son atout minceur majeur ?

Le fenouil n'apporte que 25 calories aux 100 g (comme le haricot vert), soit rien ou presque. En revanche, c'est l'un des meilleurs fournisseurs de fibres – encore elles ! – « coupe-faim », de minéraux super drainants et de tout un tas de vitamines, véritables « petites mains » de la silhouette.

Notre avis

Voici un légume très injustement négligé, nous en consommons à peine 500 g par an, c'est-à-dire environ 15 fois moins que du chocolat… ! Bon, d'accord, on ne peut pas comparer, mais juste pour dire qu'à chaque passage en supermarché ou presque, on s'offre sa petite tablette. Profitons-en pour acheter aussi un fenouil !

17 Fruits rouges (framboises, myrtilles, fraises…)

« Fruits rouges », c'est un mélange de l'un ou l'autre des petits fruits suivants : fraises, framboises, groseilles, mûres, myrtilles, cerises et cassis. Même si, nous sommes d'accord, les mûres et les cassis ne sont pas vraiment rouges…

Leur atout minceur majeur ?

Les fruits rouges sont les « kings » des fibres. Dans le top 100, ils grimpent tout en haut du sommet le plus haut. Médaille d'or pour la groseille (8 g/100 g) et le cassis (7 g/100 g). En comparaison, les carottes en apportent « seulement » 3 g/100 g, et la pastèque est lanterne rouge avec ses 0,30 g/100 g !
Un taux top de vitamines pour une teneur calorique parmi les plus basses (les fruits rouges sont les moins caloriques de tous les fruits !). Leur acidité coupe bien la faim. Le cassis est diurétique.

Notre avis

Encore plus rafraîchissants surgelés ou avec des glaçons, ils ne vous laisseront pas de glace ! Ayez toujours un sachet de fruits rouges surgelés dans le congélo, c'est une question de survie.

Faux fruit, vrai bonheur

La fraise est ce qu'on appelle un « faux fruit ». Les sexes du fruit sont ses petites graines – les akènes – qui se coincent dans nos sillons dentaires. Ce sont ces graines, les fruits, au sens botanique de la chose. Donc, à chaque fois que l'on croque ou que l'on boit une fraise, on avale en réalité des dizaines voire des centaines de fruits !
À ce propos, vous préférez la Bogotan, la Maraline, la Mara des bois, la Gariguette, la Ciflorette ou quelle autre variété ? Eh non, une fraise n'en vaut pas une autre ! Pour vos smoothies, sélectionnez les meilleures, les plus beaux fruits, les plus charnus, les plus savoureux. Le bonheur, ça se mérite.

18 Gingembre

Pour le côté aphrodisiaque, on vous laisse seul juge. Cet aspect ne nous regarde pas ! Mais Apicius ne renierait pas sa présence dans vos smoothies, lui qui le considérait comme « épice indispensable dans une maison ».

Son atout minceur majeur ?

Il aide surtout à digérer. Comme toutes les épices, il permet de rehausser la saveur d'une préparation sans ajouter de sel. Ventres plats, nous voilà !

Notre avis

Encore une fois, le gingembre, c'est frais ou rien, à la rigueur surgelé. Une grande partie de son charme tient à sa note citronnée, qui disparaît impitoyablement dès qu'il chauffe ou sèche, ne laissant alors qu'un goût un peu « savonneux » plutôt déplaisant. Alors que frais, c'est une merveille !

19 Glace au lait de soja

Des smoothies à la glace, pourquoi pas, de temps à autre, mais alors pas aux crèmes glacées ultragrasses ni aux sorbets trop sucrés ! Pourquoi ne pas essayer la glace au lait de soja ? Un vrai petit goût frais « végétal » en plus, qui étonne et ravit... pour ceux qui aiment, bien sûr.

Son atout minceur majeur ?

Moitié moins calorique qu'une glace classique, tout simplement.

Notre avis

Comme une glace « normale », mais avec une différence de taille : le lait de soja est moins calorique que celui de vache. Et pas besoin d'additifs « foisonnant » (« qui remplissent d'air ») pour obtenir cette glace, naturellement plus légère. Mais n'en faites pas votre quotidien tout de même.

Faites-la vous-même !

Rien, mais alors rien ne vous empêche d'en faire vous-même ! Vous serez ainsi absolument certain qu'il n'y a pas de produits laitiers dedans (si allergiques ou intolérants) car les glaces au soja du commerce peuvent parfois en contenir. L'initiation de base : il suffit de mettre un yaourt de soja au freezer ou au congélateur, disons pendant 3 heures (pas plus sinon vous obtiendrez un bloc et il faudra patienter un temps certain avant de l'attaquer). L'option plus évoluée : préparez en sorbetière, comme avec du lait normal (sauf que, méfiance : le lait de soja est naturellement plus sucré, donc, adaptez les dosages) et cantonnez-vous aux parfums « secs » types chocolat, vanille ou pistache. Les mélanges aux fruits sont plus délicats à manier car le lait de soja ne se lie pas bien et le risque est d'obtenir une glace avec des tas de cristaux. Bof !

20 Glace pilée

La glace pillée, c'est à mi-chemin entre le glaçon, gros cube gelé, et l'eau glacée. Pour en obtenir, deux options. À la barbare : mettez des glaçons dans un sac plastique (propre), entourez le tout d'un torchon, posez à plat sur une surface très dure (planche en bois, sol) et tapez dessus avec un marteau. Pas à 3 heures du matin, merci pour les voisins. Plus classe : le moulin à glace (*ice crusher* « le broyeur de glace ») ou, tout simplement votre bon vieux mixeur à condition qu'il soit costaud. Ou le blender, évidemment !

Son atout minceur majeur ?

C'est FROID ! Le corps (37 °C) brûle 48 calories pour réchauffer 1,5 litre de boisson fraîche (5 °C). À ceci s'ajoutent les 50 calories de perte pour l'élimination (urines). Au total, boire 1,5 litre d'eau fraîche fait éliminer 100 calories, soit l'équivalent d'1 heure de marche ! Faites une règle de 3 pour calculer les « bienfaits » d'un grand verre de cocktail eau pétillante + jus de citron + glace pilée, par exemple !

Notre avis

La glace pilée doit être fraîche, sans mauvais jeu de mot. C'est-à-dire préparée depuis peu, sinon elle prend un « goût de congélateur », comme les biscottes ouvertes depuis trop longtemps attrapent le « goût de placard ».

Les petits génies

Un cocktail salé glacé ? À savoir : le sel fait fondre la glace plus vite. Mais d'un autre côté, il abaisse en même temps la température globale du cocktail, car la réaction de dissolution sel dans eau est dite « endothermique ». Un gros mot pour dire que comme elle absorbe de la chaleur, elle génère donc du froid (tout le monde suit ?). En revanche, les glaçons fondent moins vite, car ils mettent plus longtemps à s'imbiber de sel (ils sont faits d'eau pure et non d'eau salée). Donc, si vous préférez une boisson moins fraîche mais qui le reste plus longtemps, optez pour les glaçons. Fan de grands frissons ? Pilez la glace...

21 Glaçons aromatisés

Ils sont beaux, brillants, discrets mais efficaces, aromatisent un cocktail sans l'alourdir, libèrent petit à petit un parfum – par exemple d'huile essentielle – dans une boisson, et se préparent en un tour de main. On mélange de l'eau, du jus ou du lait avec ce qu'on veut, on répartit dans le bac à glaçons et hop ! c'est parti pour quelques heures au congélateur.

Leur atout minceur majeur ?

Mini calorie pour un maximum d'effet !

Notre avis

Les glaçons aromatisés (au cassis, à la grenadine, au jus de fruits) à sucer sont un grand classique pour apaiser les inflammations buccales, rafraîchir la bouche en cas de grosse chaleur et consommer, mine de rien, son quota d'eau. Géniaux aussi en version salée, par exemple des glaçons de sorbet à la tomate pour la petite touche du chef dans les gaspachos.

22 Graines de lin

Encore assez peu usitées en France, on les trouve pourtant de plus en plus, notamment en boutique diététique. Les graines de lin sont l'archétype même du « super aliment », aussi bien pour la santé que pour aider à se sentir rassasié.

Leur atout minceur majeur ?

Leurs oméga 3, « bons gras », et leurs fibres géniales (les lignanes), rares en telle quantité.

Notre avis

Il faut les broyer au moulin ou les laisser tremper toute une nuit avant utilisation si l'on veut profiter pleinement de leurs bienfaits.

23 Huiles essentielles

Basilic, lavande, rose, bergamote, menthe, thym... faites chanter vos boissons avec du pur extrait de plante !

Leur atout minceur majeur ?

Elles parfument puissamment et chacune possède ses propriétés spécifiques. Par exemple, certaines sont anti-ballonnement (donc aident à retrouver un ventre plat), d'autres sont apaisantes, et peuvent empêcher de se jeter inconsidérément sur d'autres nourritures plus discutables d'un point de vue énergétique.

Notre avis

Soyez prudent, les huiles essentielles sont à manier avec précaution. D'abord parce qu'elles sont très puissantes, y compris en termes de goût. Ne dépassez en aucun cas 1 goutte par boisson ! Ensuite parce qu'elles ne se mélangent pas avec n'importe quoi – un support tel que le lait est indispensable. Enfin et surtout parce que toutes les huiles essentielles ne se consomment pas par voie interne.

Les 8 meilleures huiles essentielles pour vos boissons minceur

- Basilic
- Bergamote
- Céleri
- Citron
- Estragon
- Fenouil doux
- Menthe
- Romarin

Toutes facilitent le travail digestif, sont dépuratives et/ou s'opposent aux ballonnements.

24 Kiwi

Fruit d'une liane, le kiwi a beau porter le nom de l'oiseau emblématique de Nouvelle-Zélande, il est pourtant bel et bien originaire de Chine. En tout cas, les querelles de territoire n'ont pas lieu d'être : le kiwi n'est plus un fruit exotique depuis belle lurette puisqu'il pousse en grande quantité en France, notamment dans les Landes. Et s'épanouit encore plus chez nos amis Italiens, premiers producteurs au monde !

Son atout minceur majeur ?

C'est à la fois l'un des fruits les moins caloriques (47 cal/100 g, comme la clémentine) et les plus denses en vitamines et minéraux. Sa très haute teneur en vitamine C (80 mg/100 g, soit plus que l'orange), donne une sacrée pêche et lui confère une certaine efficacité coupe-faim. Enfin, c'est une petite bombe de fibres.

Notre avis

Plus il est dur, moins il est mûr. Donc moins il est sucré, et plus il est acidulé. À l'inverse, un fruit souple est fondant et gourmand. Choisissez votre camp !

25 Lait d'amande

Tout le monde ou presque connaît le lait de soja. Mais les autres laits végétaux restent encore largement ignorés, et c'est bien dommage. D'un point de vue culinaire, ils peuvent remplacer le lait de vache dans n'importe quel smoothie, étant entendu qu'ils apporteront chacun leur touche personnelle. En l'occurrence ici la saveur amande.

Son atout minceur majeur ?

Il est ultradigeste, contrairement au lait de vache, et aide à réguler la glycémie (taux de sucre dans le sang). Or, une glycémie en dents de scie, c'est l'assurance de fringales, tant redoutées quand on veut garder ou retrouver la ligne. Et ce n'est pas tout ! Bien pourvu en calcium, il s'oppose à l'acidification de l'organisme (équilibre acido-basique). Bref : tout bon !

Notre avis

Le lait d'amande est une crème de lait si l'on peut dire. Il est si doux ! En revanche, son goût est assez prononcé, il faut aimer. Si vous le faites vous-même, adaptez la quantité d'eau pour obtenir la consistance et le parfum désirés.

Astuce mini-prix

C'est moi qui l'ai fait !

Mettez 100 g de poudre d'amande dans 1 litre d'eau. Faites chauffer doucement – pas plus de 60 °C – pendant quelques minutes. Laissez infuser 30 minutes puis filtrez si vous souhaitez une boisson claire, ne filtrez pas si les petits « grains » ne vous gênent pas.
Cette version « express » vous permettra de découvrir le principe des laits végétaux. Les puristes préfèrent utiliser des amandes entières, à laisser tremper toute une nuit, pour une composition nutritionnelle supérieure. Mais essayez déjà avec la poudre, c'est si facile ! Sur le même modèle, avec quelques adaptations, on peut confectionner du lait de riz, d'avoine, de céréales diverses, de noix et même de châtaigne ou de quinoa.

26 Lait demi-écrémé

C'est la bouteille au bouchon bleu ! Vous avez remarqué les couleurs des bouteilles de lait ? Jaune pour le cru, rouge pour le lait entier, bleu pour le demi-écrémé et vert pour l'écrémé. Ce code couleur permet de repérer en un clin d'œil la teneur en matières grasses du lait. Le demi-écrémé est de loin le plus vendu, il représente 80 % de tous les laits consommés.

Son atout minceur majeur ?

Autant de protéines et de calcium au menu pour moitié moins de calories que du lait entier. Le lait « bleu » renferme entre 15 et 18 g de gras par litre, contre 36 g pour le lait entier. C'est évidemment le bon choix.

Notre avis

Un basique de l'alimentation minceur. Mais ceux qui ne le digèrent pas peuvent se rabattre sur les laits végétaux (soja, amande...).

Allégé et pas cher !

C'est le premier aliment qui a été allégé ! Malgré ses récentes augmentations, on le trouve toujours à moins d'1 € le litre. Pas comme le lait de souris, vendu à plus de 15000 € le litre ! Évidemment, le rendement de la bête n'est pas le même : une vache peut remplir jusqu'à 30 briques d'1 litre par jour – voire plus – alors qu'il faut traire 4000 souris pour obtenir 1 petit litre, alors forcément... Rassurez-vous, il n'est utilisé que dans les laboratoires de recherches.

27 Lait de riz

Le lait de riz est recommandé aux intestins délicats, ce qui le place tout de suite en position « leader » des ingrédients de smoothie pour une bonne partie de la population. Eh oui, car à chaque lait végétal ses propriétés ! Aucun ne contient de lactose (un sucre naturel du lait de vache parfois mal digéré), de protéine laitière (responsable des allergies au lait), de cholestérol ni de gluten. Goûtez-les tous ! On trouve assez facilement des laits de riz ou d'amande au rayon diététique des grandes surfaces, mais un choix bien plus large vous attend en boutique diététique.

Son atout minceur majeur ?

De tous les laits végétaux, c'est le plus digeste et le plus pauvre en graisse. Il en renferme moins que le lait de vache totalement écrémé !

Notre avis

Ne confondez pas avec l'eau de riz, traditionnellement utilisée pour apaiser la diarrhée. Et si vous en consommez souvent, un conseil : faites-le vous-même, cela vous reviendra beaucoup, beaucoup, beaucoup moins cher.

Astuce mini-prix

C'est moi qui l'ai fait !

Dans un petit saladier, versez 40 g de riz blanc* (cru) dans 200 ml d'eau et laissez reposer 5 à 6 heures. Égouttez le riz, puis mettez-le dans une casserole. Ajoutez 1 litre d'eau, faites bouillir puis laissez frémir pendant 10 minutes. Laissez refroidir et mixez, puis versez dans une bouteille tout en le filtrant au tamis fin. Ajoutez un peu d'eau si vous le souhaitez, selon la consistance désirée.

Remarque : ce lait est totalement neutre pour pouvoir être utilisé en sucré comme en salé. Si vous appréciez le goût sucré du lait de riz du commerce, rien ne vous empêche d'ajouter un peu de sucre (fructose) ou de sirop d'érable à votre préparation.

28 Lait de soja

Un grand classique des laits végétaux, recommandé aux personnes **intolérantes** au lactose (lait de vache). En revanche celles qui sont **allergiques** au lait de vache (aux protéines, cette fois), peuvent aussi l'être au lait de soja, donc méfiance. Remarque : en Asie, on ne consomme pas tant de lait de soja que cela, mais plutôt des produits à base de soja fermenté, ce qui est bien différent !

Son atout minceur majeur ?

À condition de le choisir « nature » (ni à la vanille, ni au chocolat, ni au caramel), il renferme autant de protéines que le lait de vache.

* N'importe quel riz convient. Mais si vous recherchez un résultat parfumé, choisissez du riz… parfumé ! Attention, consommez ce lait rapidement, dans les deux jours maximum.

Notre avis

Alternez les laits végétaux, ne serait-ce que pour découvrir d'autres goûts, et profitez pleinement des nuances de vos smoothies.

Astuce mini-prix

C'est moi qui l'ai fait !

Gros consommateurs de lait de soja ? Vous avez intérêt à le faire vous-même ! Pour vous faciliter la vie, il existe même désormais des machines à lait de soja : on verse dedans des haricots de soja et de l'eau, on attend 20 minutes et voilà. Les fabricants ont calculé que le litre de lait de soja revient alors à 0,25 €, soit 3 € économisés pour 2 litres, par rapport aux produits achetés tout prêts ! Un bonheur ne venant jamais seul, figurez-vous qu'avec la même machine, vous pouvez aussi préparer du tofu frais. Oui madame ! Alors ?

Dernière bonne nouvelle : en réalité vous pouvez réaliser n'importe quel lait végétal dans ce type de machine. Alors ? On ne fait pas tout pour vous faciliter la vie, franchement ?

soywonder.com – comptez à partir de 100 € environ pour 1 machine.

style2vie.fr/catalog/index.php?cPath=23_26 – on trouve aussi sur ce site une yaourtière à soja (40 €).

soybooster.com

Vous trouverez également des machines à faire du lait de soja en boutique asiatique pour 50 € !

(29) Mangue

Génie de la nutrition, la mangue a tout compris. De toute évidence, les fées se sont penchées sur son berceau pour lui prodiguer le meilleur de tout : parfum, saveur, texture, fibres, vitamines, antioxydants… : elle arrive en tête sur tous les plans. Il ne reste plus qu'à s'en payer une bonne tranche, mixée et relookée dans un joli verre.

Son atout minceur majeur ?

Ses fibres, à la pelle, mais surtout son extraordinaire palette de parfums et de saveurs, pour un total calorique vraiment raisonnable : 60 aux 100 g !

Notre avis

Préparez votre premier smoothie avec une mangue. Faites un vœu. La mangue est si proche des dieux qu'ils exauceront tous vos désirs, si tant est qu'ils concernent la minceur et le plaisir gustatif.

30 Menthe

Dans certaines provinces de Chine (Yunnan), un bouillon légèrement salé où surnage de la menthe, et rien d'autre, est considéré comme une soupe médicinale purificatrice, autrement dit, le parfait breuvage détox. Utile ou pas ? Aucune trace par chez nous, en tout cas. Quoi qu'il en soit, la menthe est remarquable pour favoriser la digestion, donc le ventre plat et pour éviter les « nœuds dans le ventre ». Que l'on aurait grand tort d'essayer de chasser avec des paquets de bonbons et autres comestibles pièges pour la ligne !

Son atout minceur majeur ?

Son huile essentielle axe presque tous ses efforts sur notre confort digestif. Et, bien sûr, comme pour toutes les herbes, zéro calorie pour un maximum de fibres et de vitamines, dont les aromates sont scandaleusement bien pourvus.

Notre avis

Menthe fraîche, bienvenue ! N'importe qui peut élever un pied de menthe chez soi, lui parler, le couver et… la mixer ! Il suffit d'avoir un pot, de la terre et quelques graines de menthe. Ou sinon, un congélateur avec, dedans, de la menthe ciselée qui n'attend que votre bon vouloir.

31 Orange

Le jus d'orange, tout le monde connaît. Pas de quoi en faire un smoothie. Ah bon ? Eh bien on en reparlera après. Parce que les découvertes ne sont pas forcément dans les « nouveaux aliments », fussent-ils exotiques, mais dans le regard neuf que l'on pose sur nos compagnons de toujours, aliments du quotidien, dont la seule présence nous rassure. Et jusqu'à présent, cela vous a plutôt réussi de consommer des oranges, non ?

Son atout minceur majeur ?

Sa teneur calorique plus que raisonnable (pas plus qu'un yaourt allégé !), sa vitamine C, évidemment, son calcium, et ses fibres, toutes ses fibres !

Notre avis

Oubliez à tout jamais les jus d'orange en pack, où la pulpe n'est plus qu'un souvenir : c'est justement elle qu'il faut à tout prix retrouver dans le verre. Quant aux jus « maison » toutes ces fibres minceur que vous laissiez, jusque-là, sur le bord du chemin c'est-à-dire autour du presse agrumes. Un massacre ! Récupérez-les à la cuillère, tout simplement.

32 Pamplemousse

Je suis une mine d'or minceur sur laquelle les nutritionnistes ne tarissent pas d'éloges. Ma bonne grosse bouille évoque immanquablement le soleil. Ma pulpe, sucrée comme il faut, est acidulée sans l'être trop. Ma peau est suffisamment épaisse pour bien abriter les précieuses vitamines du fruit. Qui suis-je ? Un indice : j'adore la compagnie de l'orange.

Son atout minceur majeur ?

Ses fibres et sa vitamine C, catégorie « extra » (comparables à l'orange) et sa teneur calorique, catégorie « plancher » (2 fois moins que l'orange).

Notre avis

Choisissez les variétés les plus juteuses et les plus sucrées. Pourquoi faire la grimace avec un Marsh seedless alors que le Sunrise de Floride vous tend ses bras douillets et sucrés ?

33 Perles du Japon

Parfaitement ronds et blancs, ces petits bijoux fabriqués à partir de fécule (de manioc à l'origine, mais aussi de pomme de terre) deviennent transparents à la cuisson. Jusque là curieusement cantonnées à un rôle un peu subalterne, tel qu'épaissir une soupe ou remplacer du riz dans un riz au lait, les perles remportent désormais enfin le succès qu'elles méritent. On les cuisine dans le monde entier, versions sucrée, salée, solide, liquide… Normal : zéro goût, tout est dans la texture !

Leur atout minceur majeur ?

Leur texture inimitable, à la fois fondante, croquante et élastique. Grâce à elles, redécouvrez autrement les légumes ou les fruits avec lesquels vous les mariez. Côté composition nutritionnelle, donc calorique, elles se rapprochent du riz.

Notre avis

Tapioca = perles du Japon. Pour les bubble teas (p. 129 et 138), préférez vraiment les grosses perles du Japon.

34 Piments

Petit mais costaud. Et même, plus il est petit, plus il est costaud ! Le piment est le chouchou des Japonais, dans la catégorie « aliments fonctionnels et compléments alimentaires pour maigrir et brûler les graisses ». On a toujours besoin d'un plus petit que soi !

Son atout minceur majeur ?

La capsaïcine, le principe actif qui « brûle » les papilles. Ce composant augmente le métabolisme de base, c'est-à-dire la combustion des calories.

Notre avis

Le chili est l'un des piments les plus violents, mais aussi le plus efficace car le plus riche en capsaïcine. On n'a rien sans rien. Si votre bouche le supporte, tant mieux pour vous. En tout cas, n'ayez crainte pour votre estomac : contrairement aux idées reçues, les piments ne « donnent pas d'ulcère », ils contribueraient même à protéger la muqueuse gastrique.

35 Poivron

Bien plus doux que le piment, et pourtant de la même famille, le poivron nous fait voir la vie en jaune, rouge ou vert. Technicolor ! L'idéal est de le consommer cru pour profiter pleinement de ses propriétés nutritionnelles et minceur.

Son atout minceur majeur ?

C'est l'un des végétaux les plus riches en vitamine C, ainsi qu'en fibres, donc qui favorise le mieux le rassasiement (effet coupe-faim) et l'élimination. Mais cela aussi explique qu'il soit moyennement digeste… une mésaventure impossible avec les smoothies, puisque le mixeur casse impitoyablement ces fichues fibres !

Notre avis

Jouez avec les couleurs. Comme il n'est pas question de réaliser une ratatouille sans lui… retrouvez notre « smoothie ratatouille » p. 114.

36 Pomme

Winston Churchill détestait le sport, mais n'aimait pas plus les pommes. « Une pomme par jour éloigne le médecin, pourvu que l'on vise bien », avait coutume de répéter cet amateur de cigares et de bonne chère. Sans doute parce qu'il ignorait ses multiples bienfaits minceur. Pomme, pomme, pomme !

Son atout minceur majeur ?

Ses fibres, les célébrissimes pectines dont la pomme est l'emblème incontesté. Et ces pectines, elles font quoi ?

Elles attirent de l'eau, des graisses, des sucres dans l'estomac, forment un gel inassimilable qui apaise la faim, et sont éliminées naturellement. Hourra !

Notre avis

Si les pommes à croquer vous donnent un peu mal au ventre, soyez tranquille : cela ne devrait pas arriver dans nos smoothies.

37 Sauce soja (shoyu)

Préparée à base de soja fermenté (l'une des façons les plus saines de profiter du soja), elle relève le goût du légume le plus fade et transfigure tout ce qu'elle touche, promenant sa touche exotique « Viandox » (les gastronomes disent même « viandeux »). Les enfants adorent. Si sauce soja il y a, évitez le sel, carrément double emploi !

Son atout minceur majeur ?

Ultrapauvre en calories, elle est autorisée dans tous les régimes minceur sans exception. En plus, comme elle fermente un bon moment, elle est ultradigeste, comme prédigérée. Mais attention à bien la choisir : certaines, sucrées, sont déconseillées. Lisez les étiquettes !

Notre avis

La sauce soja n'est pas une fin en soi. Rien ne vous empêche de l'associer à du vinaigre, du jus de fruits, de l'huile ou du gingembre par exemple.

38 Thé

En voilà un qui n'usurpe vraiment pas son statut de superstar minceur. Il cumule absolument tous les atouts.

Et ses infinies variétés méritent d'être toutes essayées, sans exception. Vert, blanc, noir, semi-fermenté, aromatisé ou non, glacé ou brûlant, en vrac ou en sachet, en poudre ou comme vous voulez : tous les thés sont dans la nature !

Son atout minceur majeur ?

Il aide à stabiliser la glycémie (taux de sucre dans le sang) donc empêche toute fringale de venir contrecarrer vos bonnes résolutions minceur. Ses tanins, responsables de sa légère amertume loin d'être désagréable, limitent l'absorption des graisses. Et ses polyphénols s'opposent au stockage des sucres en favorisant leur combustion. En plus, il est diurétique (aide à éliminer l'eau) et, pour couronner le tout, sa théine force le corps à brûler plus de calories. Ah, au fait : en dehors de l'eau, c'est la seule boisson sans calorie. Même le café en apporte quelques-unes !

Notre avis

Pourquoi se contenter d'un simple thé alors qu'on peut déguster une boisson magique, une fleur de thé ou un bubble tea, encore plus magiques ?
Plusieurs de nos recettes sont à base de matcha, cette poudre de thé vert sublime chère aux Japonais. Fouetter la boisson obtenue est indispensable pour obtenir l'effet mousseux réglementaire : comme dans la cérémonie du thé ! On trouve du matcha dans toutes les bonnes boutiques de thé et les épiceries asiatiques.

Thé d'artiste

Pour une présentation « luxe », ajoutez dans votre tasse d'eau chaude ou, pourquoi pas, dans votre thé (blanc ou vert très peu infusé), une fleur de thé. Aussi nommée « blossom tea » ou « thé d'artiste », c'est un bonheur pour les yeux. La fleur de thé est une vraie fleur – œillet, souci, lys, amarante, iris... – savamment emmaillotée dans une boule de vrai thé vert ou blanc. Prenez votre temps : la belle se déploie lentement pour transformer votre tasse, forcément transparente, en tableau vivant, raffiné et extraordinaire. Offrez-lui suffisamment d'espace pour la laisser prendre possession des lieux, et comptez 10 à 20 bonnes minutes pour l'enchantement. Mais attention, c'est un peu fade (il paraît qu'il faut dire « délicat »), donc n'hésitez pas à la plonger dans un thé parfumé. Une fleur de thé coûte environ 2 à 3 €. On les trouve dans certaines boutiques de thé, notamment chez Ghanxi (super choix : guanxi-tea.com), Kusmi Tea (kusmitea.com) au bon marché, en épiceries fines, etc. À garder pour les grandes occasions, mais vraiment si vous êtes amateur de thé, c'est un incontournable. Rien que les noms font rêver : pont des amoureux, petite marquise...

39 Tofu

Particulièrement rassasiant, on dirait le tofu (« fromage de soja ») conçu pour passer dans le mixeur. Comme sa saveur est neutre, il s'accommode de tout ou presque, sucré comme salé, fruits rouges ou courgettes, c'est votre « joker », celui qui transforme une simple boisson minceur en plat complet léger, sans en modifier la saveur. Et votre estomac devrait vous laisser en paix pendant un bon moment.

Son atout minceur majeur ?

Son association parfaite protéines + fibres le rend à peu près imbattable sur le terrain « coupe-faim ».

Notre avis

Le tofu frais est incomparablement meilleur que le « sous vide ». C'est logique, c'est comme si vous compariez du cassoulet frais à une boîte. Si votre première expérience tofu n'a pas été concluante, réessayez en version « fraîche » et en boisson, vous verrez, ça change tout.

Astuce mini-prix

C'est moi qui l'ai fait !

Le tofu aussi, on peut le faire soi-même ! Voir p. 58.

40 Tomate

Les Italiens ont un contentieux avec les Français. En dehors du foot. C'est la tomate. Dans la Péninsule, la tomate est une institution, une mauvaise tomate, une insulte. On la consomme verte, en salade, ou rouge, en sauce. Et elle a goût de tomate. Les Italiens sont horrifiés de constater que, chez nous, leur magnifique couleur homogène et leur calibrage irréprochable n'ont d'égale que leur saveur, disons-le, assez nulle. Même si elles sont forcément rouges, alors que la plupart n'ont jamais vu le soleil. Comme quoi, pour la tomate c'est sûr, l'habit ne fait pas le goût !

Son atout minceur majeur ?

Extralight, haute en couleur, bourrée de minéraux, douce et acidulée, elle convertirait au végétarisme le plus réfractaire des carnivores.

Notre avis

Par pitié, respectez les saisons ! Et les tomates ! Quel intérêt une tomate sans goût, farineuse et hors de prix, en plein hiver ? Quel intérêt, une tomate parfaitement ronde et pleine d'eau, en provenance d'Espagne, sans âme ni émotion ? Ça vaut presque le coup de les faire pousser chez soi, peur ceux qui ont la chance d'avoir un petit bout de terre.

41 Vanille

Vanille bourbon (la référence), du Mexique (le berceau de la vanille), Papouasie, Inde… les vanilles font rêver. La gousse est le fruit du vanillier ou, pour être tout à fait précis, une capsule. Une gousse renferme plus de 150 voire 200 composés aromatiques, dont la vanilline qui en représente à peine 2 à 4 %. C'est dire si les sachets de sucre vanillé à la « fausse vanille » (vanilline, ethylvanilline) sont loin de la subtilité du modèle naturel !

Son atout minceur majeur ?

Un parfum enivrant, que dis-je, ensorcelant, pour zéro calorie. C'est tout, mais c'est déjà énorme !

Notre avis

Nous parlons d'une gousse de vanille, d'extrait, de poudre ou, éventuellement, d'huile essentielle (plus délicate à manier). Pas de sucre vanillé ! Achetez exclusivement des gousses souples, de bonne qualité, de préférence protégées de l'air dans un tube en verre, mais sans bouchon en liège (risque de moisissure). Les vanilles médiocres sont horriblement décevantes. S'il y a comme du givre sur la gousse, ne l'éliminez surtout pas ! Rien à voir avec le givre du congélateur, il s'agit d'huile essentielle bourrée d'arômes. Vous ne voudriez pas éliminer les arômes, alors que c'est précisément pour ça que vous utilisez de la vanille, si ?

42 Yaourt (et yaourt de soja)

Un yaourt, c'est du lait (animal ou végétal) et des gentilles bactéries qui le prédigèrent et le coagulent. Mais c'est aussi du frais, du blanc, de l'onctueux en bouche, du « piquant-juste-comme-il-faut ». Il n'est consommé sucré qu'en Occident. Partout ailleurs dans le monde, on l'emploie dans des préparations salées.

Son atout minceur majeur ?

Très riche en eau, pauvre en sucre et en graisses, c'est un « poids lourd » de la minceur. Et celui au bifidus, tout doux, passe tout seul même sans un gramme de sucre ajouté. Hyper digeste (les bactéries ont fait la majeure partie du travail en transformant le lactose en acide lactique), il renforce la flore intestinale donc facilite la digestion d'une manière générale, et l'assimilation des composés minceur alimentaires en particulier.

Notre avis

Chaque ferment lactique possède ses propriétés santé. Tous sont bons pour la flore intestinale, mais le bifidus aide, en plus, à faire dégonfler les petits ventres ballonnés. C'est en quelque sorte une bactérie « ventre plat » !

Astuce mini-prix

C'est moi qui l'ai fait !

On peut faire tous les yaourts qu'on veut dans une yaourtière, même ceux au lait de soja. Nous vous déconseillons cependant de tenter l'expérience avec du lait de soja obtenu par vos soins avec une « machine » à laits végétaux (voir p. 58), c'est très délicat, ça fonctionne rarement. En revanche avec du lait de soja du commerce + un pot de yaourt de soja nature, ça marche très bien !

Le top 10 des aliments minceur dans le mixeur

1. **Agrumes** – Tous les agrumes (citron, pamplemousse, orange…) apportent un maximum de vitamine C et de fibres, deux « poids lourds » minceur. En plus, l'acidité est une garantie « anti-stockage » des graisses. Bonus : le citron est le fruit le moins calorique de tous.

2. **Banane** – Excellente source de potassium, minéral anti-rétention d'eau. Elle donne de l'onctuosité au smoothie ; un basic incontournable !

3. **Yaourt** – Ses protéines apaisent la faim. Mais surtout ses « bonnes bactéries » prédigèrent le lait et s'opposent aux ballonnements. À nous le ventre plat ! À 0 %, c'est encore plus « light »

4. **Cannelle** – Elle renferme de l'HMCP, un flavonoïde génial, anti-fringale. Et aussi beaucoup de fibres : 1 cuillère à café en apporte autant que 100 g de potiron ou de clémentine !

5. **Fruits rouges** – Au top pour les vitamines, les fibres et les polyphénols, pour un apport calorique plancher puisque ce sont les fruits les moins énergétiques.

6. **Chèvre frais** – Ses protéines super light, son calcium et son CLA (acide linoléique conjugué) sont trois alliés taille fine. Tous les fromages frais sont peu caloriques car très riches en eau.

7. **Concombre** – Le plus léger de tous les légumes. 4 fois moins calorique que les haricots verts ! En plus, sa haute teneur en potassium le rend super drainant. Jambes légères, nous voilà !

8. **Tomate** – Extralight, elle regorge de minéraux et d'eau. Sa petite touche acidulée mate bien la faim.

9. **Fenouil** – Ses fibres sont à la fois coupe-faim et bonnes pour le transit. Double casquette ! Ultralight, sa saveur anisée dissimule une mine de potassium et magnésium, deux minéraux minceur majeur.

10. **Glace pilée** – 0 calorie, évidemment, et surtout un vent de fraîcheur bienvenu. Le corps (37 °C) brûle 25 calories pour réchauffer 75 cl de boisson fraîche (5 °C). Pas mal, pour zéro effort, non ?

Le matériel du parfait barman minceur

Pour réussir de beaux et délicieux smoothies, doux et onctueux comme il se doit, il vous faut un mixeur ou, mieux, un blender. Le mixeur est insuffisant : certes, il mixe, mais pas assez vite ni assez fort, et on ne peut pas tout faire avec lui. Sinon, on a aussi la centrifugeuse et le presse-agrumes. Mais lui, franchement, en dehors des agrumes…

Le blender

Un blender, c'est un mixeur en mieux. Il a la particularité d'être surmonté d'un bol plutôt haut, un peu comme un bol mesureur, à graduations, utilisé en cuisine.

Les plus sophistiqués intègrent un robinet, ce qui en facilite la manipulation – on n'est pas obligé de dévisser le bol pour servir –, mais relève davantage, selon nous, du superflu. C'est le couteau suisse du smoothie parce qu'il mixe les fruits (dénoyautés) et les légumes à grande vitesse, de quoi donner la consistance crémeuse et homogène convoitée. Et il ne fait qu'une bouchée des glaçons : là, un modèle avec bol en acier ou en verre ne craindra rien, contrairement au bol plastique, qui, bien que robuste, s'abîmera plus rapidement. Il existe des blenders gradués : pas besoin d'un long discours, il vous facilitera grandement les recettes.

Nos conseils pour ne pas acheter n'importe quoi

1) Les caractéristiques techniques qui comptent

Avec un blender – à condition de choisir un modèle puissant (dès 350 W mais plus, c'est mieux), robuste (attention à l'étanchéité du bol) et facile à nettoyer (privilégiez les modèles qui résistent au lave-vaisselle) –, vous vous assurez des années de smoothies sans casse et riches en fibres ! Certains modèles proposent plusieurs vitesses (pas indispensable pour réussir vos smoothies, mais c'est un « plus »). Commencez par mixer à une vitesse réduite et augmentez en passant progressivement à la vitesse supérieure.

Évitez surtout de faire tourner le moteur trop longtemps, le mieux est de ne pas dépasser les 3 minutes.

2) Combien ça coûte ?

Inutile de sacrifier votre bas de laine, on trouve des blenders performants à partir de 29,90 € (Kenwood, bol plastique, chez Darty)… et jusqu'à 240 € (qui n'a pas rêvé du robot américain mi-acier, mi-verre qu'on se repasse de génération en génération ?) ! N'oubliez pas qu'il remplacera le mixeur « plongeant » (un écrase-légumes électrique que l'on plonge dans le récipient), puisqu'il sait aussi « faire » les soupes. Pensez également aux comparateurs de prix, sur Internet : les ventes flash des cybermarchands vous font économiser jusqu'à 15 % sur un matériel neuf. Et pourquoi ne pas vous tourner vers les sites de ventes entre particuliers aux enchères du genre eBay ?

Comment éviter de racheter un nouveau blender dans une semaine

- Ne mixez jamais les glaçons seuls, ils doivent être toujours accompagnés de liquide.
- Ne remplissez pas le bol à ras bord : si vous préparez une grande quantité de smoothie, mieux vaut le faire en plusieurs fois.
- Vérifiez toujours que le bol est bien fermé avant de mettre en marche, surtout pour les smoothies chauds.
- Mettez toujours le liquide ou les agrumes en premier, les ingrédients solides (noix, noisettes) seront ajoutés pendant que le blender tourne.
- Lavez rapidement le bol pour éviter que la pulpe colle et, surtout, ne trempez jamais le bloc moteur dans l'eau.

La centrifugeuse

Vous en avez déjà une ? Ne la jetez surtout pas pour faire place à votre blender flambant neuf, elle le complète ! Cet appareil, qui tourne à grande vitesse, extrait le jus de tous les fruits et légumes (à part les bananes, avocats et figues), en filtrant la pulpe. Inutile de les peler, il suffit de les nettoyer et de les dénoyauter si besoin.

Elle vous préparera des jus de fruits à incorporer dans vos smoothies.

Le presse-agrumes

Comme son nom l'indique, il est spécialisé dans l'extraction du jus de tous les agrumes. La peau blanche et les pépins sont retenus dans la grille : tant mieux, les pépins broyés au blender auraient donné un goût amer ; beurk. Mais tant pis pour la pulpe, ça c'est un peu dommage, bien que rien ne vous empêche de la récupérer avec une petite cuillère. Pas obtus, il saura également extraire la pulpe des tomates et le jus des grenades.
Il vous permettra de réaliser des glaçons au jus d'orange, de citron, de pamplemousse, impeccables pour faire mousser et rafraîchir vos recettes de smoothies.

Les verres

« Qu'importe le flacon, pourvu qu'on ait le smoothie » ? Oui et non... Nous, nous pensons que le plaisir est majoré par un bel emballage. Et là, tout est permis : une flûte à champagne sera parfaite pour vos boissons pétillantes ; mais amusez-vous aussi avec des coupes, des verres ballons, des verrines, des verres à orangeade... vous aurez plus l'embarras que le choix ! Un petit conseil, tout de même, évitez les verres colorés, les smoothies ayant parfois des tons difficiles à assortir...
Pensez à les décorer d'une rondelle de citron, une tige de ciboulette, quelques feuilles de menthe, des brins de noix de coco…

Une paille dans la bouche, pas dans l'œil !

Si votre boisson est acide – agrumes – ou très sucrée, ce qui ne risque pas d'arriver avec nos recettes, mieux vaut la boire avec une paille afin de limiter le contact de la boisson avec les dents et ainsi minimiser le risque de caries. Et puis une paille, mine de rien, ça se choisit avec soin.

- D'un diamètre plutôt petit* car avant d'absorber le liquide, vous allez aspirer l'air contenu dans le tube de plastique. Pensez au confort de vos poumons qui vont réceptionner ce petit « bonus » : ce ne sont pas des airbags.
- Elle permet de « touiller » au fond pour remélanger les ingrédients si besoin. À condition que son cou soit suffisamment long !
- Une boisson rafraîchissante bue à la paille paraît encore plus rafraîchissante.
- On peut partager une même boisson dans un même verre de façon parfaitement hygiénique.
- Indispensable lorsque le verre est un peu particulier, soit très friable, soit de contact peu agréable (plastique, polystyrène), soit insolite (verre en glace).
- Quand on s'ennuie un peu, on peut souffler dedans pour faire des bulles. L'amusement ne dure qu'un temps, mais c'est toujours ça.
- Avec elle, on sirote doucement sa boisson, on ne l'engloutit pas en 16 secondes et on en profite mieux. Cet accessoire bien utile fait partie des petites astuces minceur !

* Sauf pour le bubble tea à grosses billes (p. 129) pour lequel vous aurez impérativement besoin de paille de gros diamètre.

Ingrédients : frais ou surgelés ?

Bien sûr, les fruits frais mûrs à point sont irremplaçables. Cependant, nous proposons souvent d'utiliser des fruits surgelés. Au-delà du côté bien pratique de les avoir sous la main à toute heure du jour et de la nuit et en toutes saisons, ils donneront de la consistance à vos smoothies. Plus vous en mettez, plus votre smoothie sera épais… et froid, bien sûr !

Que les flemmards ne se réjouissent pas trop vite, les fruits surgelés tout prêts c'est bien, mais apprenez ici à les congeler vous-même. Après avoir lavé les fruits, pelez-les, coupez-les en morceaux, emballez-les dans un sac de congélation et hop ! direction le congélateur. Quant aux fruits fragiles, genre framboises, que vous destinez à la décoration de vos smoothies, placez-les, dans un premier temps, sur une petite assiette dans le congélo, bien séparées. Lorsqu'elles seront congelées, vous pourrez les stocker dans un sac de congélation, sans craindre qu'elles s'agglutinent entre elles façon gloubi-boulga.

Et pendant que vous avez les mains dans le cambouis, profitez-en pour préparer une ribambelle de glaçons : de jus d'orange, de citron, de pamplemousse, de thé, de café, de lait de soja… Tout est permis, même à l'eau de source, pour les réfractaires au château Lapompe !

Attention : si on remplace le jus d'un smoothie par des glaçons, il faut ajouter du liquide au début.

Faire des glaçons de thé vert

1 cuillère à soupe de thé dans ½ litre d'eau bouillante. Rincez le thé en le recouvrant d'un peu d'eau bouillante que vous jetterez quand les feuilles seront ouvertes (1 minute). Remplissez la théière d'eau bouillante et laissez infuser 3 à 4 minutes. Versez-le dans un bac à glaçons et placez-le au congélateur.

De l'utilité des glaçons dans un smoothie

Il y en a souvent, mais pas toujours, loin de là ! En dehors du côté rafraîchissant de la chose, les glaçons aident à ce que le smoothie « tienne » plus longtemps. Sans eux, vos boissons très riches en eau et en fibres, risquent de se séparer assez rapidement dans votre verre, avec un fruit en haut et un autre en bas. Bien qu'un verre bicolore puisse avoir son charme, pour les amateurs, ce genre de divorce est contraire aux règles de bienséance des smoothies !

Les 5 règles pour ne jamais rater un mix

1. **Le bon mélange**. Tout ne va pas avec tout, on ne balance pas 4 ingrédients au hasard dans le blender et en voiture Simone ! Non, chaque élément est mûrement réfléchi. On équilibre les saveurs, les couleurs, la fluidité. Tout ça.
2. **Le bon ingrédient**. Puisqu'on parle de « mûrement », la qualité des ingrédients est évidemment primordiale. Les fruits doivent être beaux, à maturité, parfaitement sains. Les légumes, idem. Le lait très frais, le yaourt, pas périmé, etc.

3. **La bonne température.** Un *mix* glacé ? Placez votre verre au congélateur 10 minutes avant de le remplir. Un *mix* chaud ? Préchauffez votre verre à l'eau chaude avant de verser le mélange dedans.
4. **Des bulles qui restent bulles.** On ne mixe jamais une boisson gazeuse : on l'ajoute au dernier moment, sur les autres ingrédients éventuellement mixés.
5. **Le décor.** Ça compte aussi. Beaucoup. Évidemment.

Quiz : le petit vrai/faux qui évite les grosses bêtises !

Pour faire un smoothie j'ai besoin d'un blender, une centrifugeuse et un presse-agrumes ?

Faux : même si les trois appareils sont complémentaires, on peut tout faire dans le blender, à condition d'éplucher les agrumes, d'en ôter les pépins et la peau blanche qui donneraient un goût amer aux smoothies. Même punition pour les légumes.

Un bol en plastique c'est aussi bien qu'en verre.

Faux : le bol en plastique ne résistera pas longtemps si vous ajoutez des glaçons à vos smoothies.

Les lames de mon blender tournent dans le vide parce que j'ai mis des morceaux trop gros ?

Faux : vous n'avez sans doute pas mis assez voire pas du tout de liquide. Il ne faut jamais faire tourner le blender à sec. Au passage, l'eau peut très bien remplacer un liquide qui ne vous convient pas dans un smoothie (jus d'orange le soir, par exemple).

➥

Je peux préparer mon smoothie le soir pour l'avoir tout prêt au petit déj.

Vrai et faux : les thés glacés ou les préparations à infuser pourront évidemment être préparés à l'avance. Les smoothies aux fruits et légumes doivent être consommés immédiatement car les vitamines s'envolent rapidement.

Je peux doubler les doses et congeler une partie pour plus tard.

Vrai : mais alors veillez à utiliser un contenant assez grand car le smoothie prend ses aises en gelant.

Je peux préparer un litre d'un coup !

Faux : évitez de bourrer le blender, mieux vaut faire en plusieurs fois, ou alors prévoyez un ravalement de votre cuisine.

Mon smoothie est trop liquide, je rajoute des glaçons.

Vrai : essayez avec des glaçons aromatisés, vous obtiendrez un smoothie épais et plein de saveurs. Pour les préparer, rien de plus simple : versez du jus de fruits, du thé, du lait de soja ou n'importe quel liquide dans le bac à glaçons du congélateur.

On peut boire autant de smoothies qu'on veut dans la journée ?

Faux : ne tombez pas dans ce piège ! En période de régime, on ne boit pas plus de smoothies qu'on ne grignote de « bricoles » toute la journée. Ce n'est pas parce que nos smoothies sont très légers et conçus sur mesure pour retrouver la ligne qu'ils n'apportent aucune calorie.

➥

Il n'existe aucune boisson sans calorie.

Faux : mais seuls l'eau et le thé (nature) apportent zéro calorie et peuvent être, a priori, consommés sans aucune modération – attention toutefois à la caféine du thé, à laquelle nous sommes plus ou moins sensibles, tout comme à la caféine du café.

Les jus de fruits sont moins caloriques que les fruits.

Faux : ils apportent exactement le même nombre de calories. Lorsque vous buvez une boisson pomme - poire - yaourt 0 %, vous consommez les calories de la pomme, de la poire et du yaourt, soit 50 + 49 + 44 = 143 calories (pour un verre de 250 ml environ). Certes, comparé à 100 g de sablés (455 calories) ou 1 tartelette aux pommes (302 calories), c'est Byzance, mais n'en abusez pas ! Reportez-vous à la p. 199 pour évaluer l'apport calorique de votre boisson.

Les 100 meilleurs cocktails pour la ligne

Vous avez de la chance ! Nous les avons tous imaginés et testés rien que pour vous, éliminant impitoyablement les « mauvaises associations », les « saveurs médiocres », les mélanges qui « auraient dû marcher mais ne fonctionnent pas sans qu'on sache bien pourquoi », le sucre, le gras, les additifs, l'alcool bien évidemment, et autres ingrédient n'ayant rien à faire dans une boisson santé/minceur.
Nos recettes sont prévues pour un verre de 250 ml, c'est-à-dire une contenance classique pour un smoothie.

Les recettes... mode d'emploi !

Blender = 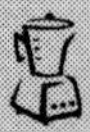

Presse-agrumes = 

Centrifugeuse = 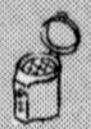

Chaud = 

c. à c. = cuillère à café

c. à s. = cuillère à soupe

Les salés

ANIS AIME LES SMOOTHIES

VENTRE PLAT/JAMBES LÉGÈRES

 *Préparation : 8 min.*

- ½ bulbe de fenouil
- ¼ de concombre
- 1 yaourt bidifus
- ½ citron
- 4 feuilles de menthe, 4 feuilles de coriandre
- sel poivre
- 3 glaçons

Faites blanchir le fenouil pendant 5 min dans de l'eau bouillante, égouttez-le, passez-le sous l'eau froide, coupez-le en morceaux.
Épluchez le concombre, coupez-le en cubes.
Pressez le citron.
Rincez la menthe et la coriandre.
Mettez tous les ingrédients dans le blender, mélangez jusqu'à obtention d'une consistance lisse.

Le truc en plus

Le fenouil au délicieux goût d'anis est l'un des meilleurs fournisseurs de fibres « coupe-faim ».

ANTÉSITE, LE RETOUR

JAMBES LÉGÈRES

Préparation : 5 min.

- ½ melon
- 1 filet d'huile d'olive
- 1 c. à s. d'Antésite (arôme réglisse-anis)
- ½ citron
- poivre
- 3 glaçons

Coupez le melon en deux, ôtez ses pépins. Prélevez quelques billes à la cuillère parisienne et réservez-les. Pressez le citron.
Versez tous les ingrédients dans le blender et mixez jusqu'à obtention d'une consistance lisse.
Décorez avec les billes de melon.

Le truc en plus

Faites revenir des tranches de bacon allégé à la poêle à feu doux, suffisamment longtemps pour qu'elles sèchent, vous les émietterez ensuite sur le smoothie.

AU POTAGER

BELLE PEAU, SUPERLIGHT

Préparation : 8 min.

- 1 carotte
- ¼ de concombre
- 1 tomate grappe
- quelques feuilles de basilic frais
- 1 filet d'huile d'olive
- 2 gouttes de Tabasco
- 3 glaçons

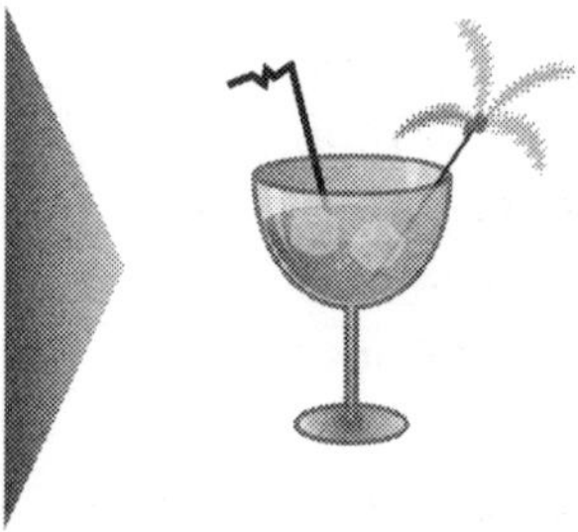

Pelez la carotte et le concombre, coupez-les en morceaux. Pelez la tomate après l'avoir ébouillantée 3 min, coupez-la en quartiers.
Rincez le basilic.
Mettez tous les ingrédients dans le blender, mélangez jusqu'à obtention d'une consistance lisse.

Le truc en plus

Si vous n'avez pas de plant de basilic dans votre cuisine, vous pouvez utiliser du basilic congelé, mais surtout pas du déshydraté.

AVALE-HANCHE

STOP-FAIM

Préparation : 13 min.

- 1 courgette
- 15 cl de lait soja
- 2 parts individuelles de Saint Môret
- quelques feuilles de coriandre
- sel, poivre

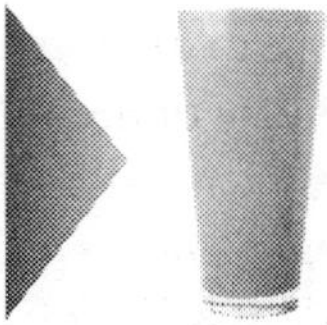

Épluchez la courgette et faites-la cuire 10 min au cuit-vapeur.
Chauffez le lait de soja dans une petite casserole.
Rincez la coriandre.
Mettez tous les ingrédients dans le blender et mixez jusqu'à obtention d'une consistante lisse.

Le truc en plus

Chaud devant ! Vérifiez que le bol est bien fermé avant de le mettre en marche.

BETTERAVE PARTY

STOP-FAIM

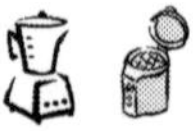 *Préparation : 7 min.*

- ½ betterave cuite
- 2 carottes
- 1 yaourt au bifidus
- 3 glaçons

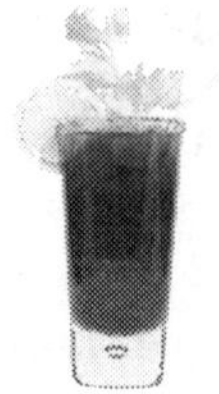

Épluchez la betterave et coupez-la en morceaux.
Passez les carottes à la centrifugeuse.
Mettez tous les ingrédients dans le blender et mixez jusqu'à obtention d'une consistance lisse.

Le truc en plus

Si vous n'avez pas de centrifugeuse, utilisez 10 cl de jus de carotte bio en bouteille.

BIQUETTE

STOP-FAIM

Préparation : 5 min.

- ¼ de concombre
- 5 feuilles de menthe
- 3 tiges de ciboulette
- 100 g de Chavroux
- 15 cl de lait soja
- sel et poivre du moulin

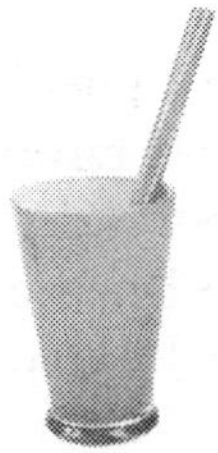

Épluchez le concombre, coupez-le en morceaux.
Rincez la menthe et la ciboulette.
Mettez tous les ingrédients dans le blender et mixez jusqu'à obtention d'une consistance lisse.

Le truc en plus

Pour un smoothie plus épais, utilisez des glaçons de soja que vous aurez préparés au moins une heure avant.

CŒUR D'ARTICHAUT

DÉTOX/MINÉRAUX

Préparation : 25 min.

- 1 gros fond d'artichaut (surgelé)
- ½ citron
- 5 cl de lait ½ écrémé
- 1 petite gousse d'ail frais
- 1 oignon nouveau
- 2 branches de basilic frais
- quelques gouttes de Tabasco
- sel, poivre

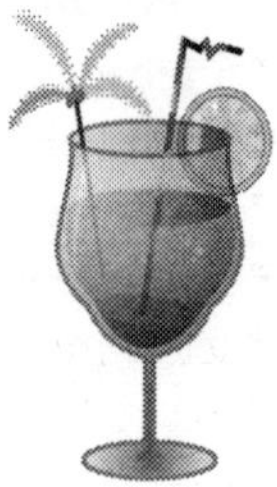

Pressez le citron.
Dans une casserole, faites cuire le fond d'artichaut dans le lait et le jus de citron, jusqu'à ce qu'il soit bien moelleux.
Épluchez et émincez grossièrement l'ail et l'oignon.
Rincez et hachez le basilic.
Mettez tous les ingrédients dans le blender et mixez jusqu'à obtention d'une consistance lisse. Servez chaud.

Le truc en plus

Vous pouvez, bien sûr, utiliser un fond d'artichaut frais, ce smoothie n'en sera que meilleur.

COSMOPOLITAIN

STOP-FAIM

Préparation : 4 min.

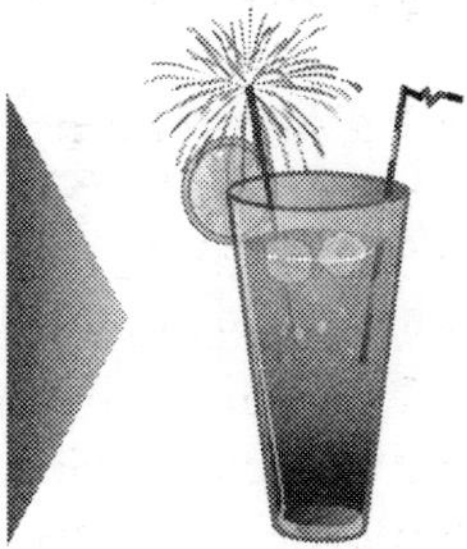

- 1 avocat bien mûr
- 1 c. à s. d'huile d'olive
- 2 c. à s. de vinaigre balsamique
- 10 cl de lait de soja nature
- 2 brins de menthe fraîche
- 3 glaçons
- sel, poivre

Épluchez l'avocat, ôtez son noyau.
Rincez et effeuillez la menthe.
Mettez tous les ingrédients dans le blender et mixez jusqu'à obtention d'une consistance lisse.

Ah bon ?

Bien mûr, ça ne veut pas dire trop mûr. Ça veut dire souple et crémeux en bouche, mais pas noirci et gâté.

COUR D'APPEL

STOP-FAIM

Préparation : 6 min.

- ½ avocat bien mûr
- 1 oignon nouveau
- ½ citron vert
- 1 c. à s. d'algues en paillettes
- 30 cl de lait de soja
- quelques feuilles de coriandre
- sel, poivre
- 1 pincée de piment d'Espelette (facultatif)
- 3 glaçons

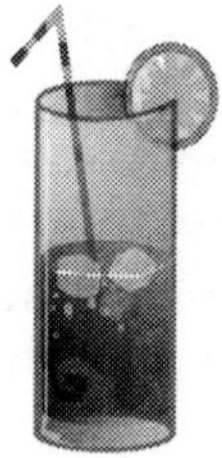

Épluchez l'avocat, ôtez son noyau.
Épluchez l'oignon.
Pressez le citron.
Rincez et effeuillez la coriandre.
Mettez tous les ingrédients dans le blender et mixez jusqu'à obtention d'une consistance lisse.

Le truc en plus

Et pourquoi ne pas confectionner vous-même votre lait de soja (voir p. 58) ?

DYNAMIX

VITAMINÉ/DÉTOX

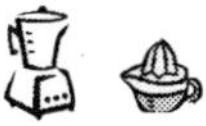 *Préparation : 8 min.*

- ½ avocat
- 2 poignées de mâche
- 1 poignée de persil
- ½ citron
- ¼ poivron rouge
- 2 cm de racine de gingembre
- 10 cl de Salvetat bien fraîche

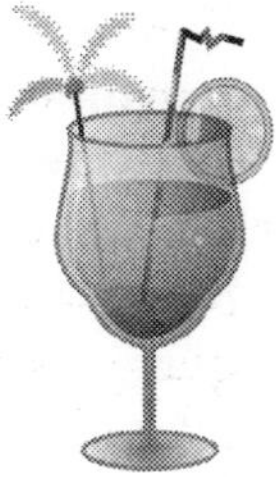

Épluchez l'avocat, ôtez son noyau.
Rincez la mâche et le persil.
Pressez le citron.
Lavez et épépinez le poivron rouge.
Épluchez le gingembre.
Mettez tous les ingrédients sauf la Salvetat dans le blender et mixez jusqu'à obtention d'une consistance lisse.
Ajoutez la Salvetat et remuez avec une cuillère.

Le truc en plus

Si votre estomac s'entend mal avec le poivron, ôtez sa peau : passez-le trois minutes au micro-ondes, enfermez-le dans un sac en plastique où vous le laisserez refroidir. Elle viendra toute seule !

ÉCONOMIX

STOP-FAIM/VENTRE PLAT

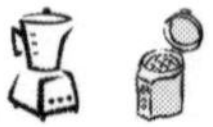 *Préparation : 6 min.*

- ½ betterave cuite
- 2 carottes (à la centrifugeuse ou 10 cl de jus de carotte bio)
- 1 yaourt au bifidus
- 1 branche d'estragon

Épluchez la betterave, coupez-la en morceaux.
Passez les carottes à la centrifugeuse.
Mettez tous les ingrédients dans le blender et mixez jusqu'à obtention d'une consistance lisse.

Le truc en plus

Ajoutez une cuillère de vinaigre balsamique pour relever le goût.

EN VERT ET ROSE

JAMBES LÉGÈRES/VENTRE PLAT/DÉTOX

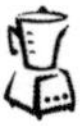 *Préparation : 7 min.*

- ½ concombre
- 6 radis roses
- 1 yaourt au bifidus
- 15 cl de lait ½ écrémé
- 5 feuilles de menthe

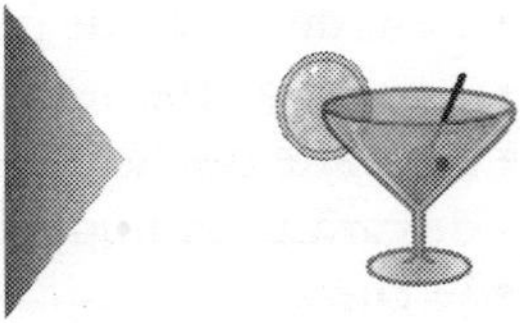

Épluchez le concombre, coupez-le en morceaux.
Rincez et épluchez les radis.
Rincez les feuilles de menthe.
Mettez tous les ingrédients dans le blender et mixez jusqu'à obtention d'une consistance mousseuse.

Le truc en plus

Si vous rincez bien les fanes, pourquoi ne pas en garder une partie ? Et vous vous épargnez en plus la séance d'épluchage.

Énergisant

ANTIOXYDANT/ULTRALIGHT/VITAMINÉ

Préparation : 20 min. + *refroidissement*

- 2 cm de racine de gingembre
- 1 c. à c. de thé vert
- 1 carotte bio (à la centrifugeuse ou 5 cl de jus de carotte en bouteille)
- ½ citron

Épluchez le gingembre.
Faites infuser le thé dans 1 tasse d'eau bouillante puis portez à ébullition avec le morceau de gingembre pendant 10 min. Jetez le gingembre. Laissez refroidir.
Pendant ce temps épluchez la carotte et passez-la à la centrifugeuse.
Pressez le citron.
Mettez tous les ingrédients dans le blender et mixez jusqu'à obtention d'une consistance lisse.

Le truc en plus

Si vous avez besoin d'un vrai coup de fouet, ajoutez une ampoule de ginseng et remuez à la cuillère.

FAN DE RADIS

VENTRE PLAT/DÉTOX

Préparation : 7 min.

- ¼ de concombre
- 5 radis roses
- 1 yaourt bifidus
- 3 glaçons
- sel et poivre

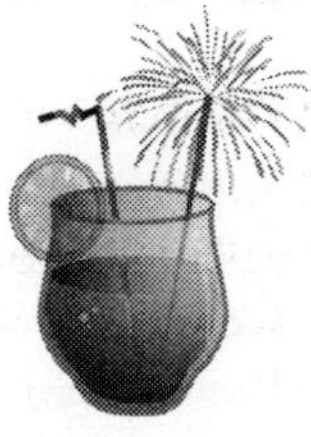

Épluchez le concombre, débitez-le en tronçons.
Rincez les radis, ôtez les fanes.
Mettez tous les ingrédients dans le blender et mixez jusqu'à obtention d'une consistance lisse.

Le truc en plus

Pour un smoothie encore plus fluide, remplacez le yaourt par 10 cl de lait demi-écrémé.

Gaspacho

VITAMINÉ/DÉTOX/STOP-FAIM/VENTRE PLAT

Préparation : 10 min.

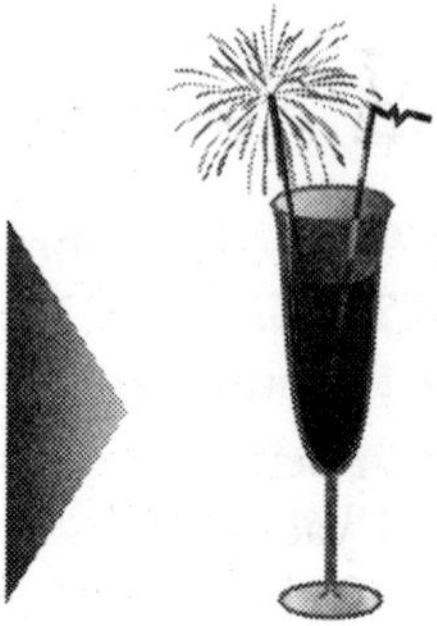

- 1 tomate
- ½ poivron
- ½ concombre
- 1 citron
- 1 yaourt au bifidus
- quelques tiges de ciboulette

Pelez la tomate après l'avoir ébouillantée 3 min.
Rincez et épépinez le poivron.
Épluchez le concombre.
Pressez le citron.
Coupez les légumes en morceaux.
Mettez tous les ingrédients dans le blender et mixez jusqu'à obtention d'une consistance lisse.

Le truc en plus

Parsemez ce smoothie de rondelles de radis.
Au fait, si vous tombez sur un couteau économe spécial « tomates », achetez-le ! Il vous épargnera l'étape « tomate plongée dans l'eau bouillante ».

LA VOIE LACTÉE

STOP-FAIM, MINÉRAUX

Préparation : 7 min.

- ½ courgette
- 1 carotte
- 1 dizaine de feuilles de coriandre
- ¼ betterave cuite
- 1 yaourt au bifidus
- 10 cl de lait demi-écrémé

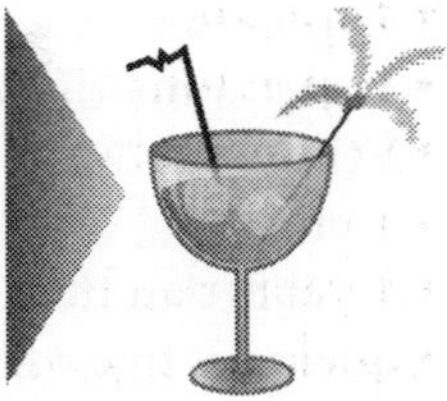

Rincez et épluchez la carotte et la courgette.
Rincez les feuilles de coriandre.
Épluchez la betterave.
Coupez les légumes en morceaux.
Mettez tous les ingrédients dans le blender et mixez jusqu'à obtention d'une consistance lisse.

Le truc en plus

Pour un smoothie provençal, remplacez la coriandre par quelques brins de romarin.

LE QUINTÉ FRAIS

STOP-FAIM

Préparation : 5 min.

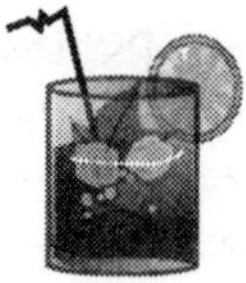

- ½ poivron
- 1 part individuelle de Carré frais à 0 %
- 1 yaourt au bifidus
- 15 cl de lait demi écrémé
- quelques brins d'estragon

Rincez et épépinez le poivron.
Rincez l'estragon.
Mettez tous les ingrédients dans le blender et mixez jusqu'à obtention d'une consistance lisse.

Ah bon ?

Un : l'estragon aide à digérer (comprenez = participe au retour du ventre plat, si ce dernier est gonflé de gaz et non de gras !). Deux : il est diurétique. Deux sésames pour aller jouer dans le blender avec ses amis les légumes.

Mâchail

JAMBES LÉGÈRES, DÉTOX, ULTRALIGHT

Préparation : 10 min.

- ¼ d'avocat
- 1 poignée de mâche
- 5 brins de persil
- 1 gousse d'ail
- ¼ de poivron rouge
- ½ citron
- sel, poivre

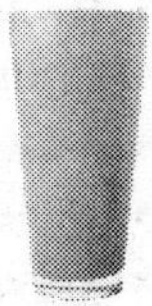

Épluchez l'avocat, ôtez son noyau.
Rincez la mâche et coupez-la grossièrement en lanières.
Rincez le persil.
Épluchez l'ail.
Pelez et épépinez le poivron, coupez-le en morceaux.
Pressez le citron.
Mettez tous les ingrédients dans le blender et mixez jusqu'à obtention d'une consistance lisse.

Le truc en plus

Estomacs fragiles, pelez le poivron (voir p. 95).

MARRAKECH

DÉTOX, MINÉRAUX, VENTRE PLAT

Préparation : 6 min.

- ½ courgette
- ½ carotte
- 1 pincée de cumin
- 1 yaourt au bifidus
- ½ citron confit
- 3 glaçons

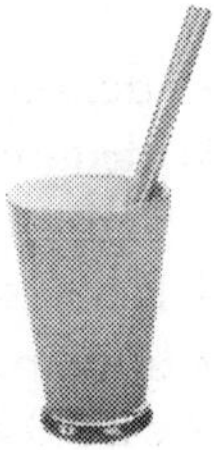

Épluchez et lavez les légumes, coupez-les en morceaux. Mettez tous les ingrédients dans le blender et mixez jusqu'à obtention d'une consistance lisse.

Le truc en plus

Parsemez de graines de sésame grillées à la poêle.

MELON DE CAVAILLON

JAMBES LÉGÈRES, DÉTOX

Préparation : 8 min.

- ¼ de melon
- ¼ de concombre
- 1 oignon nouveau
- 1 échalote nouvelle
- 1 gousse d'ail frais
- 2 c à s d'huile d'olive
- 3 c. à s. de vinaigre balsamique
- 3 brins de menthe
- 3 glaçons
- quelques gouttes de Tabasco
- sel, poivre

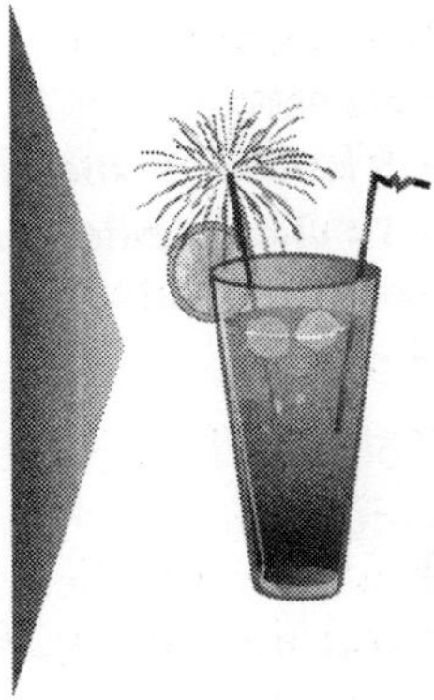

Coupez le melon, ôtez ses pépins.
Épluchez le concombre, l'oignon, l'échalote et l'ail, puis coupez-les en morceaux.
Rincez la menthe, effeuillez-la.
Mettez tous les ingrédients dans le blender et mixez jusqu'à obtention d'une consistance lisse.

Le truc en plus

Vous n'êtes pas obligé d'éplucher à fond le concombre, contentez-vous d'une bande sur deux, mais rincez-le bien avant !

MINCE ALORS !

JAMBES LÉGÈRES

Préparation : 20 min.

- 3 asperges
- 1 courgette
- 5 feuilles de menthe
- 10 cl crème de soja

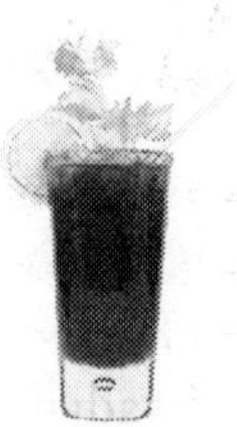

Épluchez les asperges et la courgette. Faites-les cuire au cuit-vapeur 15 min.
Rincez la menthe.
Dans une petite casserole chauffez la crème sans la porter à ébullition.
Mettez tous les ingrédients encore chauds dans le blender et mixez jusqu'à obtention d'une consistance lisse.

Le truc en plus

En optant pour des courgettes bio vous vous épargnez la séance d'épluchage.

Oméga 3

OMÉGA 3

 *Préparation : 12 min.*

- 1 belle tranche de saumon fumé
- 2 cm de racine de gingembre
- ¼ de concombre
- 5 radis
- ¼ de poivron rouge
- 3 feuilles de laitue
- ½ citron
- sauce soja
- 3 glaçons

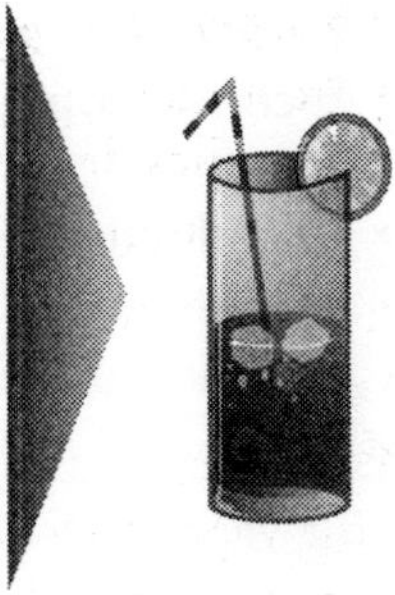

Épluchez le gingembre, le concombre, les radis, le poivron et coupez-les en morceaux.
Rincez la laitue.
Pressez le citron.
Mettez tous les ingrédients dans le blender et mixez jusqu'à obtention d'une consistance lisse.

Le truc en plus

Ne salez surtout pas, la sauce soja s'en charge.

PEPPERMINT

DÉTOX, JAMBES LÉGÈRES, ANTISTRESS

Préparation : 20 min.

- 3 asperges
- ½ concombre
- 3 glaçons
- 3 feuilles de menthe
- sel, poivre
- 10 cl de Salvetat

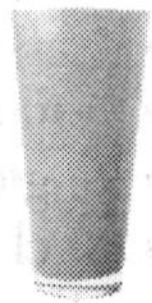

Épluchez et faites cuire les asperges au cuit-vapeur 15 min.
Pendant ce temps épluchez le concombre et coupez-le en tronçons.
Rincez la menthe.
Mettez tous les ingrédients sauf la Salvetat dans le blender, mixez jusqu'à obtention d'une consistance lisse.
Versez la Salvetat et remuez avec une cuillère.

Le truc en plus

Quelques brins de ciboulette pour décorer ce smoothie tout vert.

PETIT POIDS

STOP-FAIM

Préparation : 30 min.

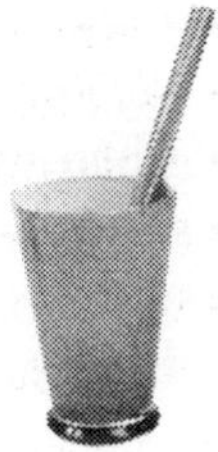

- 100 g de petits pois (frais ou surgelés)
- 1 branche de menthe fraîche
- 20 g de fromage de chèvre frais
- 10 cl de lait ½ écrémé
- sel, poivre
- 3 glaçons

Épluchez et faites cuire les petits pois 15 min.
Rincez la menthe.
Mettez tous les ingrédients dans le blender et mixez jusqu'à obtention d'une consistance lisse.

Le truc en plus

Vous pouvez ajouter quelques petits pois entiers, une feuille de menthe et déposer délicatement sur la surface un copeau de parmesan.

SEA & SUN

VENTRE PLAT

Préparation : 6 min.

- ¼ de concombre
- 12,5 cl de lait fermenté
- 3 bâtons de surimi
- sel, poivre
- quelques feuilles d'aneth, de ciboulette et de basilic

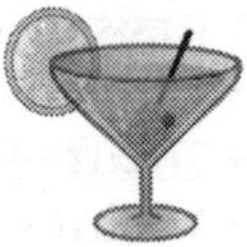

Épluchez et découpez le concombre, rincez les herbes. Mettez tous les ingrédients dans le blender et mixez jusqu'à obtention d'une consistance lisse.

Le truc en plus

Vous pouvez mettre dans ce smoothie toutes les herbes que vous aimez. Et remplacer le surimi par du « vrai » crabe !

SMOOTHIE DE JOHNNY

DÉTOX/BELLE PEAU

Préparation : 10 min.

- ½ tomate cœur de bœuf
- ½ carotte
- ½ branche de céleri
- ½ citron jaune
- ½ citron vert
- 1 pincée de sel de céleri
- ½ c. à c. de sauce Worcestershire
- 5 glaçons

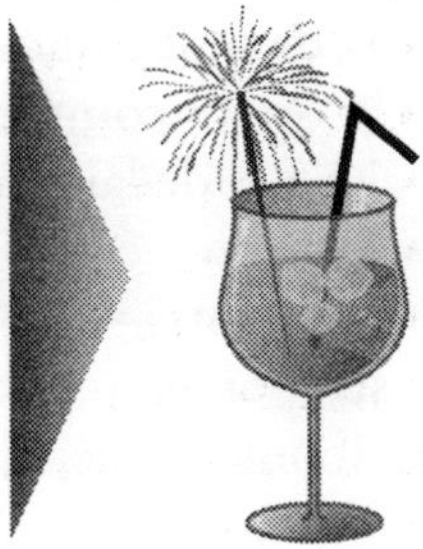

Pelez la tomate après l'avoir ébouillantée 3 min.
Épluchez la carotte, coupez-la en tronçons.
Rincez la branche de céleri, ôtez les feuilles, découpez la tige en morceaux.
Pressez les citrons.
Mettez tous les ingrédients dans le blender et mixez jusqu'à obtention d'une consistance lisse.

Ah bon ?

On ne vous ment pas, quand on vous dit que le smoothie casse la baraque, notre rockeur national en a composé un. Il ne fait pas dans le sirupeux, c'est du musclé !

(*source* : magazine Femina)

Smoothie en herbe

DÉTOX, ANTIOXYDANT, VENTRE PLAT, STOP-FAIM, JAMBES LÉGÈRES

Préparation : 10 min.

- ¼ de bulbe de fenouil
- ¼ de concombre
- 12,5 cl de lait fermenté
- 1 citron
- 4 glaçons
- sel, poivre
- ciboulette, persil, coriandre, aneth
- 3 glaçons

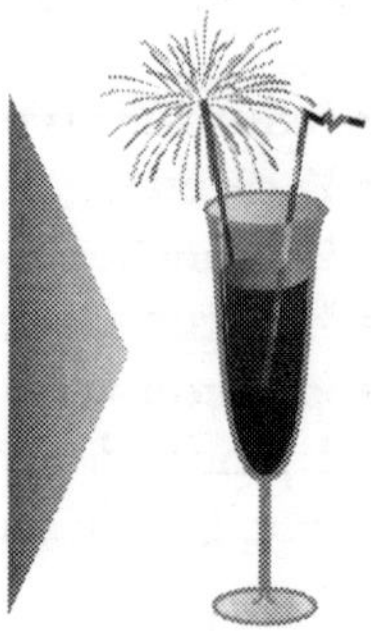

Faites blanchir le fenouil en le jetant dans l'eau bouillante 5 min, égouttez-le et passez-le sous l'eau froide pour le rafraîchir.
Épluchez le concombre et coupez-le en morceaux.
Pressez le citron.
Rincez les herbes et ciselez-les.
Mettez tous les ingrédients dans le blender et mixez jusqu'à obtention d'une consistance lisse.

Le truc en plus

Accompagnez d'une tranche de pain de campagne arrosé d'huile d'olive. Pour aller plus vite, pensez aux herbes surgelées.

SMOOTHIE OKINAWA

DÉTOX, JAMBES LÉGÈRES

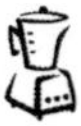  *Préparation : 10 min.*

- 1 tomate
- ¼ de concombre
- 1 citron
- 1 c. à c. de sauce de soja
- 3 glaçons

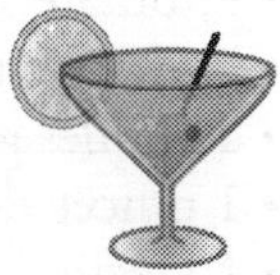

Pelez la tomate.
Épluchez le concombre, coupez-le en morceaux.
Pressez le citron.
Mettez tous les ingrédients dans le blender et mixez jusqu'à obtention d'une consistance lisse.

Le truc en plus

Économisez-vous l'économe : pour peler facilement la tomate, plongez-la 3 minutes dans l'eau bouillante, la peau partira toute seule.

SMOOTHIE RATATOUILLE

DÉTOX, ANTIOXYDANT, VENTRE PLAT

 *Préparation : 10 min.*

- 1 tomate
- ¼ de poivron vert
- quelques gouttes de Tabasco
- 1 pincée de thym
- 1 citron
- 1 yaourt bifidus
- 3 glaçons

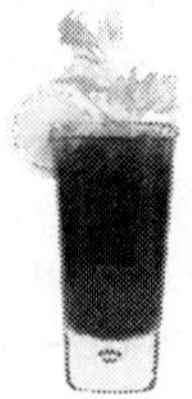

Pelez la tomate après l'avoir ébouillantée 3 min, coupez-la en morceaux.
Épépinez le poivron, coupez-le en morceaux.
Pressez le citron.
Mettez tous les ingrédients dans le blender et mixez jusqu'à obtention d'une consistance lisse.

Le truc en plus

Poivron facultatif pour les estomacs fragiles (ou alors pelez-le, voir p. 95) et mollo sur le Tabasco.

SMOOTHIE TAILLE 36

STOP-FAIM, ANTIOXYDANTS

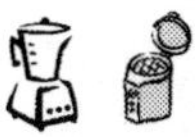

Préparation : 8 min.

- 1 yaourt 0 %
- 5 tomates cerise
- ¼ de poivron orange
- 1 carotte
- ½ citron
- sel de céleri
- 3 glaçons

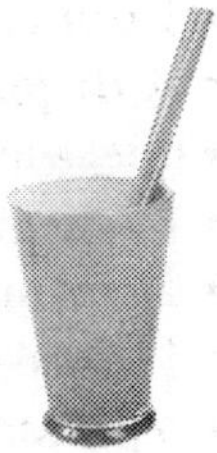

Rincez les tomates.
Rincez et épépinez le poivron.
Lavez la carotte et passez-la à la centrifugeuse.
Mettez tous les ingrédients dans le blender et mixez jusqu'à obtention d'une consistance lisse.

Le truc en plus

Si vous n'avez pas de centrifugeuse, utilisez 10 cl de jus de carotte bio en bouteille. Et pour les estomacs délicats qui ne digèrent pas le poivron, rendez-vous p. 95.

STENDHAL

ANTIOXYDANT, HYPERLIGHT

Préparation : 8 min.

- 5 tomates cerise
- ¼ de poivron orange
- ½ carotte
- 1 échalote
- ½ citron
- 1 pincée de paprika
- 1 pincée de cumin
- 1 pincée de piment d'Espelette
- sel, poivre du moulin

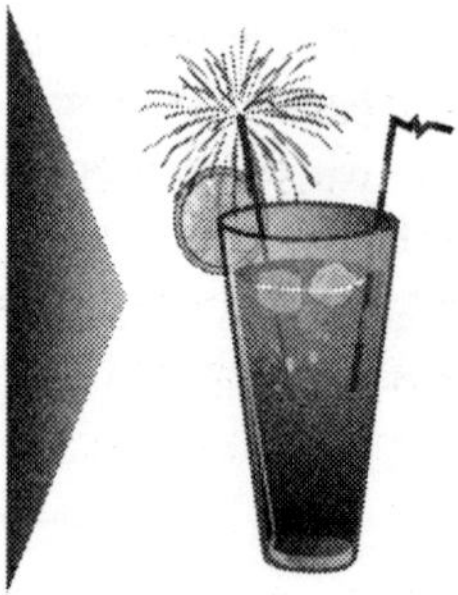

Rincez les tomates.
Épépinez le poivron, coupez-le en morceaux.
Lavez la carotte, débitez-la en tronçons.
Pelez l'échalote.
Pressez le citron.
Mettez tous les ingrédients dans le blender et mixez jusqu'à obtention d'une consistance lisse.

Le truc en plus

Un jus à dominante rouge, du poivre bien noir, voici un smoothie très cultivé. Servez accompagné de glaçons au jus d'orange et d'une tige de ciboulette. Les estomacs difficiles peuvent faire l'impasse sur le poivron ou le peler (voir p. 95).

Sunlight

STOP-FAIM, BELLE PEAU, SUPERLIGHT

Préparation : 15 min.

- ½ courgette
- 1 carotte
- 1 yaourt bifidus
- 1 citron
- quelques feuilles de coriandre
- 3 glaçons

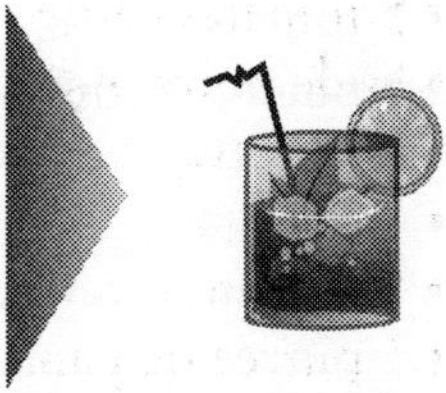

Rincez la courgette, coupez-la en tronçons, faites-la cuire 10 min au cuit-vapeur. Laissez refroidir.
Pendant ce temps, rincez, épluchez la carotte, coupez-la en tronçons.
Pressez le citron.
Rincez la coriandre.
Mettez tous les ingrédients dans le blender et mixez jusqu'à obtention d'une consistance lisse.

Le truc en plus

Pensez aux herbes fraîches surgelées qui n'attendent que vous, en toute saison.

TOMATO TABASCO

ANTIOXYDANT, VENTRE PLAT

 *Préparation : 8 min.*

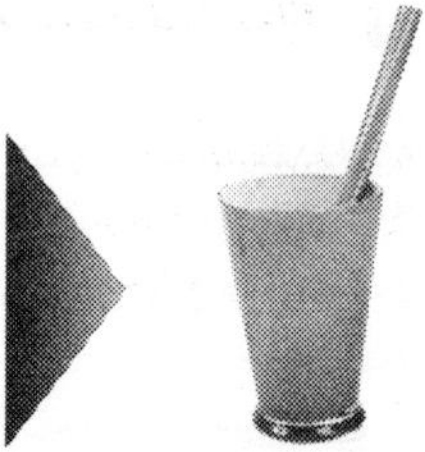

- 1 tomate
- 1 pincée de thym
- quelques gouttes de Tabasco
- 1 citron
- 1 yaourt au bifidus

Pelez la tomate après l'avoir ébouillantée 3 min, coupez-la en morceaux.
Pressez le citron.
Mettez tous les ingrédients dans le blender et mixez jusqu'à obtention d'une consistance mousseuse.

Le truc en plus

Décorez ce smoothie de quelques tuiles de parmesan.

TZADZIKIMOUSS

COUPE FAIM, JAMBES LÉGÈRES, DÉTOX

Préparation : 5 min.

- ½ concombre
- 1 yaourt 0 %
- 5 feuilles de menthe
- sel poivre
- 3 glaçons

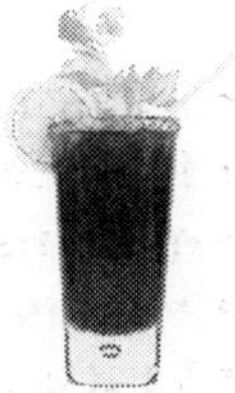

Épluchez le concombre et coupez-le en tronçons.
Rincez la menthe, effeuillez-la.
Mettez tous les ingrédients dans le blender et mixez jusqu'à obtention d'une consistance lisse.

Le truc en plus

À l'apéro, accompagnez le Tzadzikimouss de bâtonnets de crudités.

Ultra-bon de courgettes

STOP-FAIM, MINÉRAUX

Préparation : 15 min.

- ½ courgette
- 1 c. à s. bombée de fromage à l'ail et aux fines herbes allégé
- 2 carottes
- 1 g d'agar-agar
- sel, poivre

Rincez la courgette, ôtez les extrémités et coupez-la en rondelles. Faites-les cuire 10 min à l'eau bouillante salée. Pendant ce temps, lavez la carotte et passez-la à la centrifugeuse.

Délayez l'agar-agar avec le jus de carottes, poivrez et dans une petite casserole portez à ébullition. Laissez cuire 2 min à frémissements tout en remuant avec un fouet puis ôtez du feu.

Versez dans le blender les courgettes avec un peu de bouillon, le fromage à l'ail et aux fines herbes, du sel et du poivre, mixez puis rajoutez peu à peu du bouillon jusqu'à obtenir la consistance d'un velouté.

Le truc en plus

Vous pouvez bien sûr replacer les carottes par 20 cl de jus de carotte en bouteille.

Vert blanc vert

STOP-FAIM

Préparation : 7 min.

- 5 brins d'aneth
- 50 g de fromage de chèvre frais
- 10 cl de crème fraîche liquide 0 %
- 10 cl de bouillon de volaille (¼ de cube bio)
- ¼ de concombre
- poivre
- 3 glaçons

Rincez puis ciselez l'aneth en réservant quelques pluches pour la déco.
Délayez le cube dans un peu d'eau chaude.
Épluchez et coupez le concombre en tronçons.
Mettez tous les ingrédients dans le blender et mixez jusqu'à obtention d'une consistance lisse.

Le truc en plus

Ne rajoutez pas de sel, le cube de bouillon de volaille s'en charge

Les sucrés

ANITA BANANA

VENTRE PLAT/STOP-FAIM

Préparation : 3 min.

- 6 fraises
- 1 banane congelée
- 1 c. à s. de graines de lin moulues
- 1 yaourt bifidus
- ½ gousse de vanille

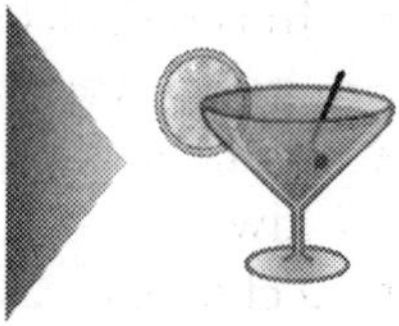

Rincez et équeutez les fraises.
Taillez la demi-gousse de vanille dans la longueur et prélevez-en les graines.
Mettez tous les ingrédients dans le blender, mélangez jusqu'à obtention d'une consistance lisse.

Le truc en plus

Broyez les graines de lin au moulin ou laissez-les tremper dans l'eau toute une nuit avant utilisation si vous voulez profiter pleinement de leurs bienfaits.

BANANE DE RÉGIME

VITAMINÉ

Préparation : 6 min.

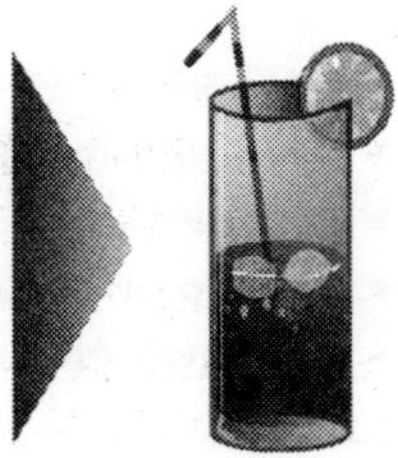

- 5 fraises (fraîches ou surgelées)
- ½ pêche (fraîche ou surgelée)
- ½ banane congelée
- 1 kiwi
- 10 cl de lait ½ écrémé
- ½ c. à c. d'eau de fleur d'oranger

Rincez et équeutez les fraises.
Épluchez la pêche et ôtez son noyau.
Épluchez le kiwi.
Mettez tous les ingrédients dans le blender et mixez jusqu'à obtention d'une consistance lisse.

Le truc en plus

Parfait pour un plateau télé du soir, ce smoothie à la fleur d'oranger vous accompagnera dans les bras de Morphée.

Basilic instinct

VITAMINÉ

 *Préparation : 5 min.*

- 1 nectarine
- 1 dizaine de fraises (fraîches ou surgelées)
- 5 feuilles de basilic
- 1 boule de glace de lait de soja vanille
- ½ citron vert
- 3 glaçons

Épluchez la nectarine, ôtez son noyau.
Rincez et équeutez les fraises.
Rincez le basilic.
Pressez le citron.
Mettez tous les ingrédients dans le blender et mixez jusqu'à obtention d'une consistance lisse.

Le truc en plus

Si vous utilisez des fraises surgelées, inutile d'ajouter les glaçons.

BLEU LAVANDE

VITAMINÉ/VENTRE PLAT

Préparation : 4 min.

- 50 g de cassis surgelés
- 6 à 8 fraises
- 1 yaourt bifidus
- 1 goutte d'huile essentielle de lavande

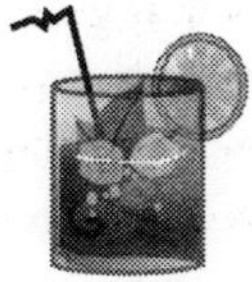

Rincez et équeutez les fraises.
Mettez tous les ingrédients dans le blender et mixez jusqu'à obtention d'une consistance lisse.

Le truc en plus

Attention : 1 goutte d'huile essentielle de lavande, c'est 1 goutte, pas 2 !

BLUEBERRY

VITAMINÉ/STOP-FAIM

Préparation : 4 min.

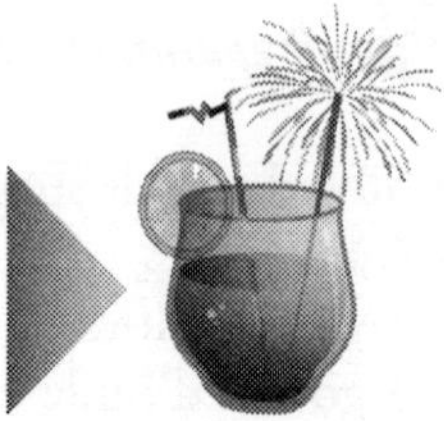

- 100 g de myrtilles surgelées
- 50 g de mangue surgelée
- 50 g de tofu soyeux
- 1 orange

Égouttez le tofu.
Pressez l'orange.
Mettez tous les ingrédients dans le blender et mixez jusqu'à obtention d'une consistance lisse.

Le truc en plus

Un tofu maison ? Rendez-vous p. 58.

BUBBLE-TEA CHAUD BIG BILLES

STOP-FAIM

Préparation : 35 min. + refroidissement

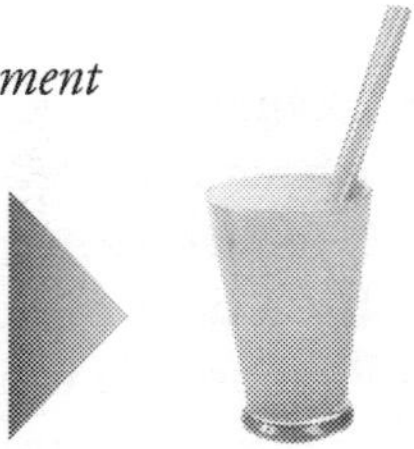

- 2 c. à c. de thé noir
- 30 g de grosses perles du Japon
- 1 verre de lait de soja
- 1 c. à s. de miel

Faites bouillir 1 l d'eau, ajoutez les grosses perles du Japon et laissez cuire à feu doux 25 min en remuant jusqu'à ce que les perles soient transparentes. Égouttez-les. Laissez-les reposer 25 min.
Préparez une tasse de thé noir bien fort.
Chauffez le lait de soja dans une petite casserole.
Mélangez le thé, le lait de soja et le miel.
Mettez les billes au fond des verres puis versez le mélange thé soja miel.

Le truc en plus

Vous trouverez les grosses perles du Japon dans les boutiques asiatiques (pour les Parisiens à Belleville et chez Tang Frères dans le 13e). Il faudra également vous procurer des pailles d'un diamètre suffisant pour laisser passer les billes.

CAFÉ BROUSSE

ANTIOXYDANT/STOP-FAIM

Préparation : 5 min. + refroidissement

- 1 expresso
- 1 banane congelée
- 1 yaourt nature
- 1 c. à c. de cacao non sucré
- ½ gousse de vanille
- ½ c. à c. de cannelle

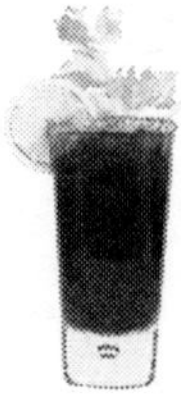

Préparez un expresso, laissez-le refroidir.
Taillez la demi-gousse de vanille dans la longueur et prélevez-en les graines.
Mettez tous les ingrédients dans le blender et mixez jusqu'à obtention d'une consistance lisse.

Le truc en plus

Utilisez du décaféiné si vous consommez ce smoothie le soir.

CANICULE

JAMBES LÉGÈRES

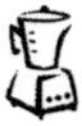 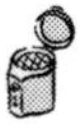 *Préparation : 8 min.*

- 5 morceaux de pastèque
- 1 pomme ou 10 cl de jus de pomme (bio en bouteille)
- 10 cl de Salvetat
- 3 glaçons au citron
- 1 zeste de citron

Épluchez la pastèque, ôtez les pépins.
Pelez la pomme, retirez le cœur et les pépins, passez-la à la centrifugeuse.
Mettez dans le blender tous les ingrédients sauf la Salvetat. Mélangez jusqu'à obtention d'une consistance lisse.
Versez la Salvetat, mélangez avec une cuillère et servez.

Le truc en plus

Pressez plusieurs citrons et conservez le jus dans le bac à glaçons : 1 cube = environ 2 c. à s. ou 30 ml. Cette astuce vous évitera de sortir le presse-agrumes à tout bout-de-champ.

CASPER

STOP-FAIM

Préparation : 6 min.

- 10 cl de lait de soja
- 10 litchis
- 1 petite boule de sorbet noix de coco

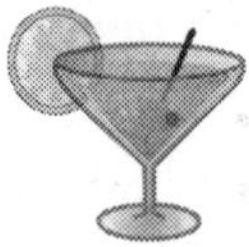

Épluchez et dénoyautez les litchis.
Mettez tous les ingrédients dans le blender et mixez jusqu'à obtention d'une consistance lisse.

Le truc en plus

Ajoutez quelques litchis entiers dans le verre. Servez parsemé de noix de coco râpée. Ce cocktail est l'un des plus gourmands de ce livre : n'en abusez pas. Mais il apaise les grondements de l'estomac comme aucun autre ! Utilisez-le à 4 h ou en remplacement d'un dessert, par exemple.

CERISIER ROSE ET POMMIER BIO

STOP-FAIM

Préparation : 3 min.

- 4 c. à s. de griottes surgelées
- ½ verre de jus de pomme bio
- 1 boule de glace de lait de soja vanille

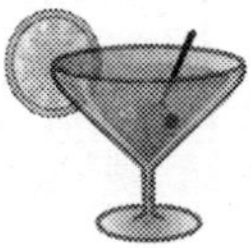

Mettez tous les ingrédients dans le blender et mixez jusqu'à obtention d'une consistance lisse.

Le truc en plus

Pour un petit déjeuner parsemez de flocons d'avoine grillés.

CONTE DE VÉE

STOP-FAIM

Préparation : 30 min.

- 2 c. à c. de thé noir
- 30 g de perles du Japon
- 1 verre de lait de soja
- 2 c. à c. d'eau de fleur d'oranger
- ¼ de sachet de poudre « Vée »

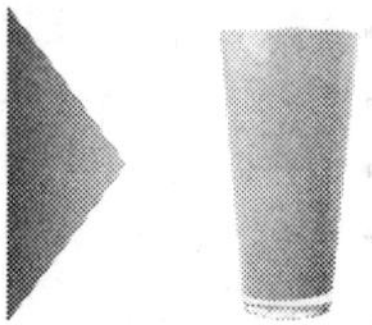

Faites bouillir 1 l l'eau, ajoutez les perles du Japon et laissez cuire à feu doux 25 min en remuant jusqu'à ce que les perles soient transparentes. Égouttez-les.
Préparez une tasse de thé noir bien fort.
Mélangez le thé chaud, le lait de soja, la fleur d'oranger et ½ sachet de poudre « Vée » et battez bien l'ensemble à la fourchette.
Servez immédiatement pour profiter de l'éclosion des bulles.

Ah bon ?

La poudre de Vée est une préparation à base de bicarbonate qui, outre le côté fun de l'éclosion des bulles en bouche, apaise l'estomac et favorise la digestion. Vous la trouverez en pharmacie (14 € les 30 sachets = 30 litres).

DÉLICAT ET ZEN

VENTRE PLAT/SUPERLIGHT

Préparation : 4 min.

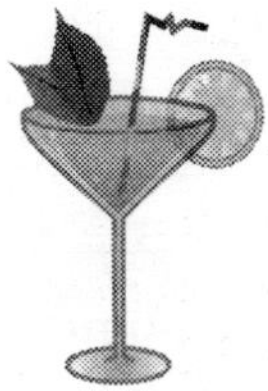

- 1 yaourt bifidus
- 1 pêche (fraîche ou surgelée)
- 4 feuilles de verveine
- 3 glaçons

Épluchez la pêche et ôtez son noyau.
Mettez tous les ingrédients dans le blender et mixez jusqu'à obtention d'une consistance lisse.

Le truc en plus

Vous pouvez remplacer les feuilles de verveine et les glaçons par 3 cubes d'infusion que vous aurez congelée dans le bac à glace.

Des pommes, des poires...

DÉTOX

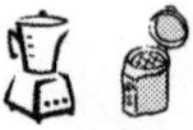 *Préparation : 6 min.*

- 1 poire
- 1 pomme
- ½ c. à c. de cannelle
- 10 cl de Vichy Saint-Yorre

Pelez la poire, ôtez le cœur et les pépins.
Rincez la pomme et passez-la à la centrifugeuse.
Mettez la poire, le jus de pomme et la cannelle dans le blender et mixez jusqu'à obtention d'une consistance lisse.
Ajoutez l'eau de Vichy et remuez à la cuillère.

Le truc en plus

Si vous n'avez pas de centrifugeuse, utilisez 10 cl de jus de pomme bio en bouteille.

EN JAUNE ET VERT

ANTIOXYDANT/VITAMINÉ

 *Préparation : 8 min. + refroidissement*

- 2 kiwis
- 1 c. à c. de thé vert
- 1 citron
- 1 c. à s. de miel (facultatif)
- 3 glaçons

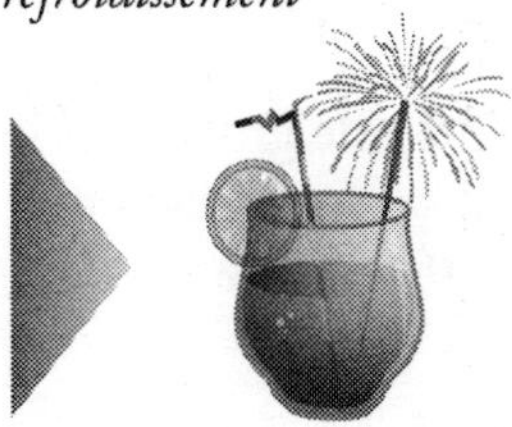

Épluchez les kiwis.
Faites infuser le thé vert dans une tasse d'eau bouillante et laissez-le refroidir.
Mettez tous les ingrédients dans le blender et mixez jusqu'à obtention d'une consistance lisse.

Le truc en plus

Remplacez le jus de citron et les glaçons par 3 glaçons de jus de citron.

FRUIT BUBBLE-TEA

STOP-FAIM

Préparation : 30 min. + refroidissement

- 30 g de grosses perles du Japon
- 2 c. à c. de thé noir
- 10 cl de lait de soja
- ½ mangue

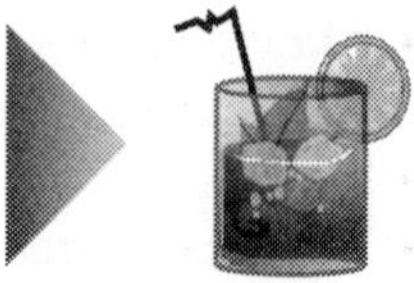

Faire bouillir 1 l d'eau, ajoutez les perles du Japon et laissez cuire à feu doux 25 min en remuant jusqu'à ce que les perles soient transparentes. Égouttez-les. Laissez-les reposer 25 min au frais.
Pendant ce temps préparez 10 cl de thé noir bien fort. Laissez-le refroidir.
Épluchez la mangue, ôtez son noyau.
Versez le thé, le soja et la mangue dans le blender, mixez jusqu'à obtention d'une consistance lisse.
Mettez les billes au fond des verres puis versez le mélange par-dessus.

Le truc en plus

Vous pouvez remplacer la mangue par une ½ banane.

FRUITS ROUGES

ANTIOXYDANT

Préparation : 4 min.

- 100 g de fruits rouges (framboises, groseilles, fraises, cassis, etc.)
- ½ orange
- 3 feuilles de menthe
- 1 c. à c. d'eau de fleur d'oranger
- 3 glaçons
- 10 cl de Salvetat

Rincez et équeutez les fruits.
Pressez l'orange.
Rincez la menthe.
Mettez dans le blender les fruits, le jus d'orange, la menthe, la fleur d'oranger, mélangez jusqu'à obtention d'une consistance lisse.
Versez la Salvetat, mélangez à la cuillère et servez.

Le truc en plus

Pour déguster ce smoothie toute l'année, vous pouvez remplacer les fruits frais par des fruits surgelés. Dans ce cas, inutile d'ajouter les glaçons.

GINGER TONIC

CONFORT DIGESTIF/ANTISTRESS/MINÉRAUX

Préparation : 30 min.

- 1 poire ou 10 cl de jus de poire (en bouteille)
- 5 morceaux d'ananas
- 2 cm de racine de gingembre
- 2 feuilles de menthe
- 10 cl de Salvetat
- 3 glaçons

Passez la poire coupée en quartiers à la centrifugeuse.
Découpez une tranche d'ananas, ôtez la peau et coupez-la en 5 cubes.
Épluchez le gingembre.
Rincez la menthe.
Mettez dans le blender le jus de poire, l'ananas, le gingembre, la menthe et les glaçons, mixez jusqu'à obtention d'une consistance lisse.
Versez la Salvetat, mélangez avec une cuillère et servez.

Le truc en plus

Pour éviter la panne de menthe fraîche, prenez vos précautions : portez à ébullition ½ litre d'eau. Ajoutez un bouquet de menthe verte et éteignez le feu. Laissez infuser une dizaine de minutes. Retirez les feuilles de menthe, laissez refroidir et versez dans un bac à glaçons.

Grog

DÉTOX/ANTIOXYDANT

Préparation : 23 min.

- 1 citron (+ zeste ½ citron)
- 1 orange
- 1 tasse de thé noir
- 2 c. à s. de sirop d'érable
- 2 cm de racine de gingembre

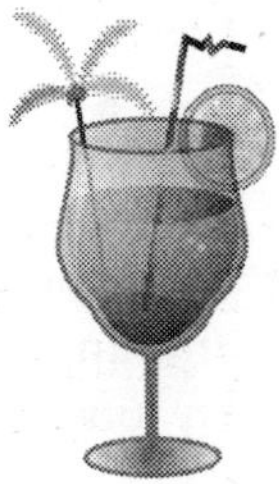

Pressez le citron et l'orange.
Faites infuser le thé 10 min.
Épluchez le gingembre.
Dans une casserole, mélangez tous les ingrédients et faites chauffer à feu doux 10 min.
Buvez bien chaud.

Le truc en plus

Citron bio obligatoire sinon faites l'impasse sur le zeste.

HOT CANNELLA MIXED & PRESSED

STOP-FAIM/VENTRE PLAT/CONFORT DIGESTIF

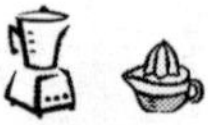 *Préparation : 5 min.*

- 1 banane congelée
- ½ orange
- 1 yaourt bifidus
- 1 c. à c. de cannelle
- 2 cm de racine de gingembre
- 2 glaçons

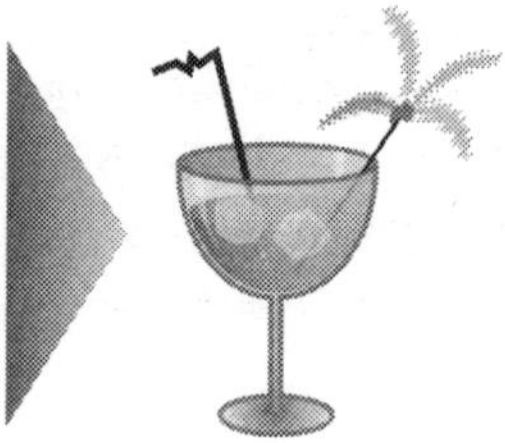

Pressez l'orange.
Épluchez le gingembre.
Mettez tous les ingrédients dans le blender et mixez jusqu'à obtention d'une consistance lisse.

Le truc en plus

Comme son nom l'indique, ce smoothie regorge d'HCMP grâce à la cannelle. Celui-ci est un anti-fringale à consommer sans modération (Voir p. 139).

JAPON CONNEXION

ANTIOXYDANT

Préparation : 3 min.

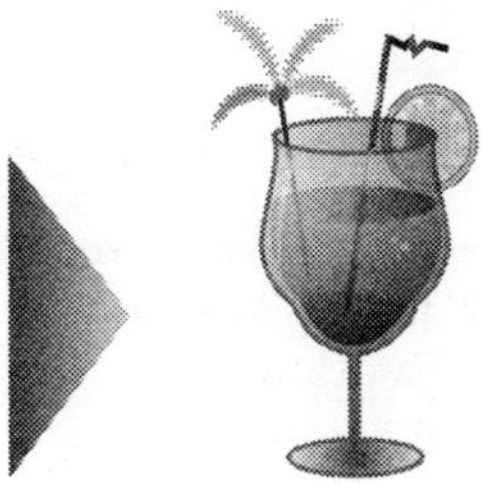

- 1 dizaine de fraises
- 1 orange
- 1 c. à c. de thé matcha
- 1 c. à s. de miel (facultatif)
- 3 glaçons

Rincez et équeutez les fraises.
Pressez l'orange.
Faites infuser le thé dans 10 cl d'eau bouillante et laissez-le refroidir.
Mettez tous les ingrédients dans le blender et mixez jusqu'à obtention d'une consistance lisse.

Le truc en plus

Préparez le thé en plus grande quantité et mettez le surplus dans votre bac à glaçons. Pour votre prochain smoothie il vous suffira de mettre 3 glaçons au thé dans le blender.

Kiwi le clown

ANTIOXYDANT, VITAMINÉ, STOP-FAIM

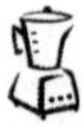 *Préparation : 4 min.*

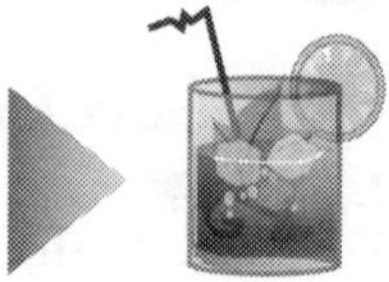

- 2 kiwis
- 1 poignée de framboises surgelées
- 1 yaourt 0 %

Épluchez les kiwis.
Mettez tous les ingrédients dans le blender et mixez jusqu'à obtention d'une consistance lisse.

Le truc en plus

Succès garanti pour un goûter plein de vitamines.

Lassi d'Agen

CONFORT DIGESTIF, VENTRE PLAT, ANTIOXYDANT

Préparation : 4 min.

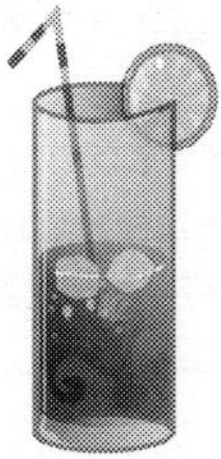

- ½ banane congelée
- 3 pruneaux
- 12,5 cl de lait fermenté
- 2 clémentines
- 1 pincée de cannelle

Pressez les clémentines.
Mettez dans le blender la banane, les pruneaux, le jus de clémentines et la cannelle, mixez jusqu'à obtention d'une consistance lisse. Ajoutez le lait fermenté et mélangez à nouveau.

Le truc en plus

Utilisez des pruneaux dénoyautés. Évidemment. Ou dénoyautez-les. Mais faites quelque chose !

LASSI EN ROSE

ULTRALIGHT/ VENTRE PLAT

Préparation : 3 min.

- ¼ de l de lait fermenté
- 2 glaçons
- 1 c. à s. d'eau de rose

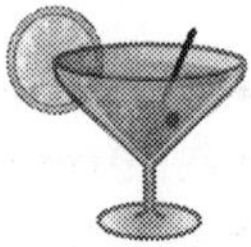

Mettez tous les ingrédients dans le blender et mixez jusqu'à obtention d'une consistance lisse.

Le truc en plus

Confectionnez vous-même votre eau de rose (voir p. 43).

LASSYLPHIDE

VITAMINÉ/VENTRE PLAT

Préparation : 5 min.

- ¼ de l de lait fermenté
- ½ mangue
- 2 cm de racine de gingembre frais
- 2 glaçons

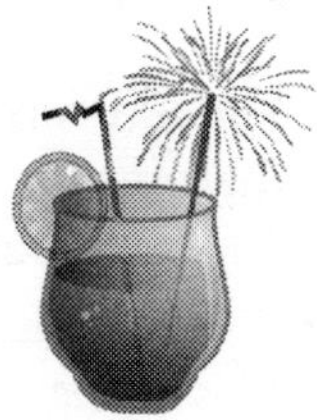

Épluchez la mangue, ôtez son noyau et coupez-la en morceaux.
Épluchez le gingembre. Coupez-le en morceaux.
Mettez tous les ingrédients dans le blender et mixez jusqu'à obtention d'une consistance lisse.

Le truc en plus

Le gingembre, comme toutes les épices, permet de rehausser la saveur d'une préparation.

LE TEMPS DES CERISES

JAMBES LÉGÈRES/STOP-FAIM

Préparation : 3 min.

- 150 g de griottes dénoyautées surgelées
- 2 c. à s. d'eau de rose
- 1 yaourt au bifidus
- 15 cl de lait de soja

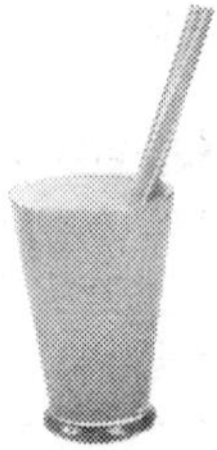

Mettez tous les ingrédients dans le blender et mixez jusqu'à obtention d'une consistance lisse.

Le truc en plus

Préparez-vous-même votre eau de rose, c'est facile et délicieux (voir p. 43).

Lemon détox

DÉTOX

Préparation : 3 min.

Quantités pour 6 boissons :

- 12 c. à s. de citron fraîchement pressé (environ 3 citrons)
- 12 c. à s. de sirop d'érable
- 1 c. à s. de poivre de Cayenne
- Eau pour atteindre en tout un volume de 1,5 litre

Pressez les citrons puis mélangez le jus avec le piment de Cayenne, le sirop d'érable et l'eau.
Remuez bien.
Buvez à température ambiante.

Le truc en plus

N'hésitez pas, si vous aimez, à ajouter de la cannelle à cette boisson magique.

MA CABANE AU JAPON & AU CANADA

ANTIOXYDANT, STOP-FAIM

Préparation : 15 min. + refroidissement

- 8 fraises fraîches
- 1 c. à c. de thé Matcha
- 150 g de tofu soyeux nature
- 3 glaçons
- 1 c. à s. de sirop d'érable

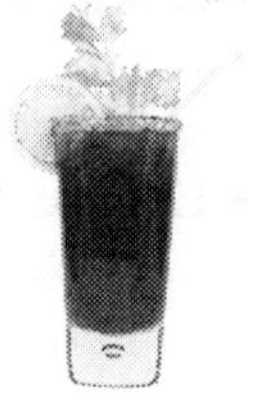

Lavez et équeutez les fraises.
Faites infuser 10 min le thé dans 10 cl d'eau brûlante puis laissez refroidir.
Égouttez le tofu.
Mettez tous les ingrédients dans le blender et mixez jusqu'à obtention d'une consistance lisse.

Le truc en plus

Le tofu frais est incomparablement meilleur que le « sous vide ». Décorez de deux feuilles de menthe.

Ma petite folie

STOP-FAIM, MINÉRAUX

Préparation : 7 min.

- ½ mangue
- 1 tranche d'ananas frais
- ½ citron
- 1 boule de sorbet coco

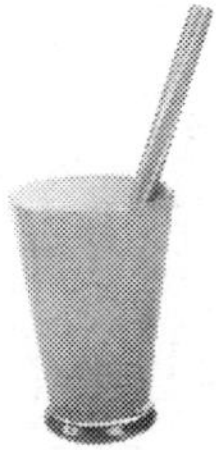

Épluchez la mangue, ôtez son noyau.
Épluchez la tranche d'ananas, coupez-la en morceaux.
Pressez le citron.
Mettez tous les ingrédients dans le blender et mixez jusqu'à obtention d'une consistance lisse.

Le truc en plus

Décorez le bord du verre en le trempant dans du blanc d'œuf puis de la noix de coco râpée. Ce *mix* est l'un des plus gourmands de ce livre : n'en abusez pas. Dégustez-le à l'heure du goûter ou en guise de dessert.

MATCHATCHA

DÉTOX

Préparation : 20 min.

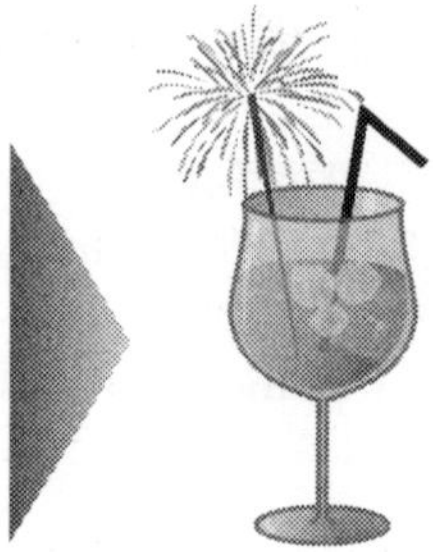

- 30 g d'abricots secs
  (si possible bio)
- 1 c. à c. de thé Matcha
- 15 cl de lait de soja
- 1 pincée de gingembre moulu
- 1 c. à c. de sirop d'érable

Faites infuser le thé dans une tasse d'eau bouillante, versez-le dans une petite casserole, ajoutez les abricots, portez à ébullition puis en baissant le feu, laissez mijoter 10 min.
Faites chauffer le lait de soja sans le laisser bouillir.
Versez tous les ingrédients dans le blender et mixez jusqu'à obtention d'une consistance lisse.
Servez chaud.

Le truc en plus

Cerise sur le smoothie : grillez quelques amandes émondées à la poêle et parsemez-en votre préparation.

MI-FIGUE MI-GLAÇON

VENTRE PLAT

Préparation : 4 min.

- 4 figues
- 1 yaourt bifidus
- 3 glaçons

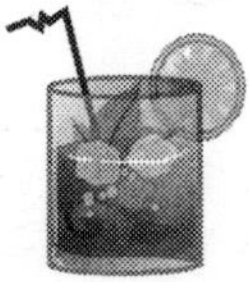

Rincez les figues, mettez-les dans le blender avec le yaourt et les glaçons, mixez jusqu'à obtention d'une consistance lisse.

Le truc en plus

Ce smoothie ne compte pas non plus pour des prunes si on remplace les figues par une dizaine de mirabelles dénoyautées.

MIDINETTE

ANTIOXYDANT

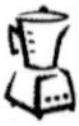 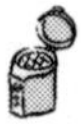 *Préparation : 6 min.*

- 75 g de myrtilles surgelées
- 50 g de mûres surgelées
- 1 pomme ou 15 cl de jus de pomme (bio en bouteille)
- 1 c. à c. d'eau de rose

Épluchez la pomme, ôtez le cœur et les pépins, passez-la à la centrifugeuse.
Mettez tous les ingrédients dans le blender et mixez jusqu'à obtention d'une consistance lisse.

Le truc en plus

Préparez vous-même votre eau de rose (voir p. 43).

MY DARLING CLÉMENTINE

VITAMINÉ

 *Préparation : 6 min.*

- 3 clémentines
- 1 kiwi
- ½ citron

Pressez le citron et les clémentines.
Pelez le kiwi.
Mettez tous les ingrédients dans le blender et mixez jusqu'à obtention d'une consistance lisse.

Le truc en plus

Ce smoothie tout simple est idéal au petit déjeuner.

ŒUF DE KIWI

STOP-FAIM

Préparation : 5 min.

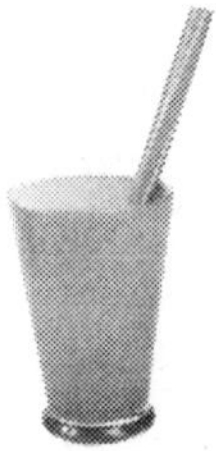

- 1 kiwi
- 50 g de tofu soyeux
- 15 cl de jus de pomme bio en bouteille
- 1 œuf entier cru
- 3 glaçons

Épluchez le kiwi.
Égouttez le tofu.
Cassez l'œuf.
Mettez tous les ingrédients dans le blender et mixez jusqu'à obtention d'une consistance lisse.

Ah bon ?

Le kiwi, petit fruit riche en fibres et vitamine C, tire son nom du kiwi, l'oiseau emblématique de la Nouvelle Zélande. En le mixant avec un œuf, non de kiwi mais de poule, vous n'aurez pas faim tout de suite, c'est garanti !

Petite pomme

STOP-FAIM, VITAMINÉ

Préparation : 5 min.

- 10 cl de lait demi-écrémé
- 1 grosse pomme
- 2 c. à s. de germes de blé

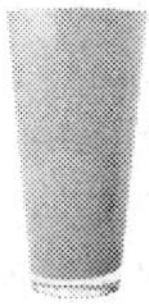

Pelez la pomme, coupez-la en 4, ôtez le cœur et les pépins.
Mettez tous les ingrédients dans le blender et mixez jusqu'à obtention d'une consistance lisse.

Ah bon ?

Le germe de blé est un véritable complément alimentaire naturel que l'on peut saupoudrer sur n'importe quel smoothie, sucré ou salé, pour renforcer le côté vitamines/équilibre/stop-faim et belle peau ! Vous le trouverez au rayon diététique des supermarchés (sous forme de paillettes/poudre) ou en boutique bio.

PHILIPPINE FILIFORME

VENTRE PLAT/STOP-FAIM

Préparation : 8 min.

- ½ mangue
- ½ pêche (fraîche ou surgelée)
- ½ orange
- 10 cl de lait d'amande (ou trois cubes de lait d'amande congelé)
- 3 glaçons

Épluchez la mangue et la pêche, ôtez leur noyau.
Pressez l'orange.
Mettez tous les ingrédients dans le blender et mixez jusqu'à obtention d'une consistance lisse.

Le truc en plus

En congelant quelques heures avant le lait d'amande, vous n'aurez pas besoin de rajouter des glaçons.

RELAX

ANTIOXYDANT, CONFORT DIGESTIF

 *Préparation : 5 min.*

- ½ banane congelée
- 3 pruneaux
- 2 clémentines
- ½ c. à c. de cannelle
- 10 cl de lait de soja
- 3 glaçons

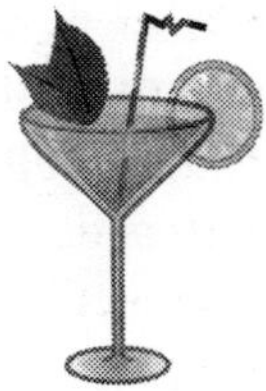

Dénoyautez les pruneaux.
Pressez les clémentines.
Mettez tous les ingrédients dans le blender et mixez jusqu'à obtention d'une consistance lisse.

Le truc en plus

En congelant quelques heures avant le lait de soja, vous n'aurez pas besoin d'utiliser des glaçons.

RIZ & FRUITS

STOP-FAIM

 *Préparation : 3 min.*

- 10 cl de lait de riz bien frais
- ½ mangue bien mûre
- 1 petite poignée de germes de blé

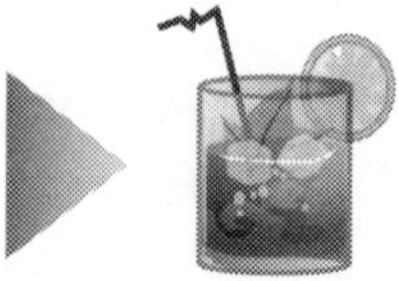

Épluchez la mangue, ôtez son noyau.
Mettez tous les ingrédients dans le blender, mixez jusqu'à obtention d'une consistance lisse.

Le truc en plus

Vous avez envie de confectionner vous-même votre lait de riz, rendez-vous p. 54.

Save the datte

STOP-FAIM

Préparation : 6 min.

- ½ banane
- 3 dattes
- 1 yaourt 0 %
- 10 cl de jus de pomme bio en bouteille
- 3 noisettes

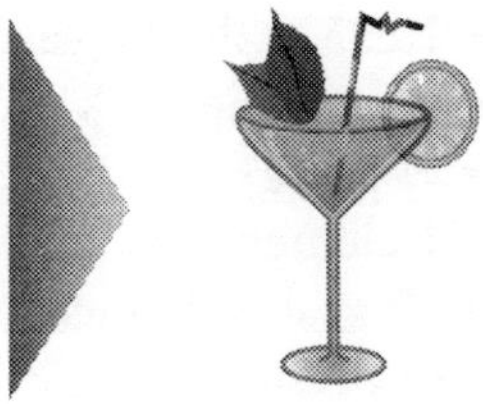

Épluchez la banane, coupez-la en tronçons.
Dénoyautez les dattes.
Cassez les noisettes.
Mettez tous les ingrédients dans le blender et mixez jusqu'à obtention d'une consistance lisse.

Le truc en plus

Si vous avez pensé à congeler la banane une heure à l'avance, votre smoothie sera plus dense et plus onctueux.

SEVEN UP

DÉTOX/VITAMINÉ/MINÉRAUX

Préparation : 20 min. + refroidissement

- 1 c. à c. de thé vert
- ½ pomme
- ½ poire
- 1 clémentine
- 12 grains de raisin surgelés
- ½ pêche
- 3 glaçons

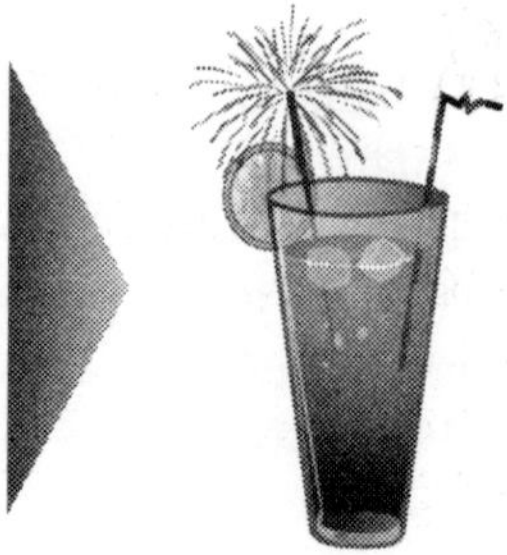

Faites infuser le thé 10 min dans 1 verre d'eau bouillante, laissez-le refroidir.
Pendant ce temps, épluchez la pomme et la poire, ôtez le cœur et les pépins, coupez-les en morceaux.
Épluchez la clémentine, séparez les quartiers.
Épluchez la pêche, ôtez son noyau.
Mettez tous les ingrédients dans le blender et mixez jusqu'à obtention d'une consistance lisse.

Le truc en plus

Vous pouvez rajouter quelques grains de raisin surgelés entiers dans le smoothie.

SMOOTHIE DE LA FEMME DE JOHNNY*

STOP-FAIM

 *Préparation : 4 min.*

- 12,5 cl de lait de soja à la vanille
- ¼ d'ananas frais
- 1 citron
- 1 c. à s. de miel (facultatif)
- 5 glaçons

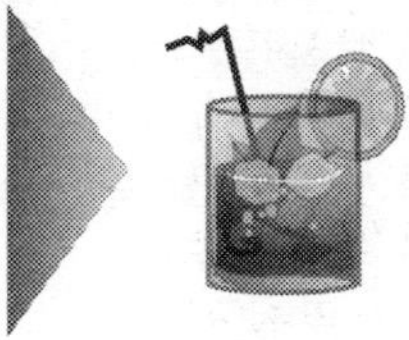

Épluchez l'ananas, coupez le quart en morceaux.
Pressez le citron.
Mettez tous les ingrédients dans le blender et mixez jusqu'à obtention d'une consistance lisse.

Le truc en plus

En congelant quelques heures avant le lait de soja à la vanille, vous n'aurez pas besoin de rajouter des glaçons.

* (*source* : magazine Femina)

THÉ VITAMINÉ

ANTIOXYDANT, SUPERLIGHT

 *Préparation : 10 min.*

- 1 sachet de thé vert
- 1 tranche de pastèque
- 1 petite barquette de framboises
- 1 citron vert
- 1 branche de menthe fraîche
- 3 glaçons

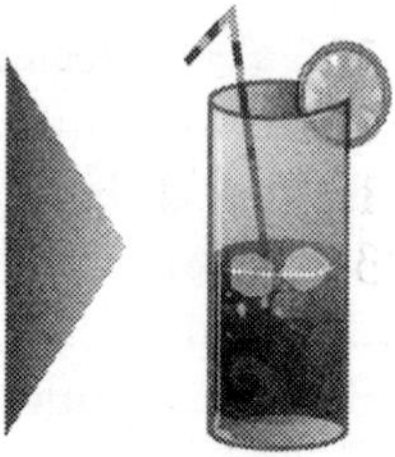

Faites chauffer une demi-tasse d'eau et versez-la bouillante sur le sachet de thé vert. Infusez 5 min et laissez refroidir.

Pendant ce temps, épluchez et coupez la tranche de pastèque en morceaux, ôtez les pépins.

Rincez rapidement les framboises.

Pressez le citron.

Rincez et effeuillez la menthe.

Mettez tous les ingrédients dans le blender et mixez jusqu'à obtention d'une consistance lisse.

Le truc en plus

Ne laissez pas infuser plus de 5 minutes le thé vert, il deviendrait trop amer.

TOP ANTIOXYDANT

ANTIOXYDANT, SUPERLIGHT

Préparation : 13 min. + refroidissement

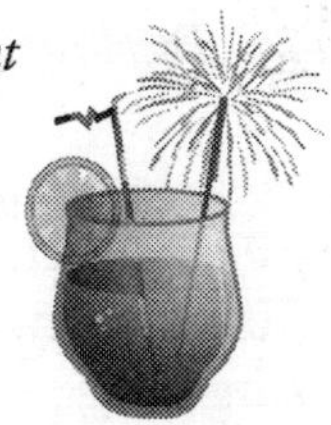

- 100 g de fraises des bois
- 100 g de framboises
- 1 c. à c. de thé noir
- 3 glaçons

Faites infuser le thé noir 10 min dans 10 cl d'eau brûlante, puis laissez-le refroidir.
Pendant ce temps, rincez rapidement les fraises et les framboises, équeutez-les.
Mettez tous les ingrédients dans le blender et mixez jusqu'à obtention d'une consistance lisse.

Le truc en plus

Si vous utilisez des fruits surgelés, inutile d'ajouter les glaçons.

TOUT SURGELÉ

VITAMINÉ

Préparation : 4 min.

- 50 g de mangue surgelée
- 50 g de litchis surgelés
- 50 g d'ananas en morceaux surgelé
- 1 c. à s. de gingembre coupé surgelé

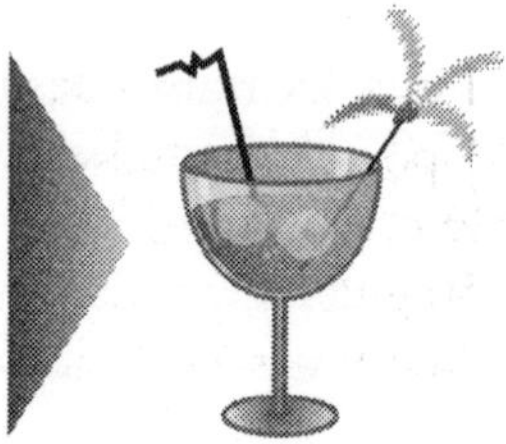

Mettez tous les ingrédients dans le blender, versez 10 cl d'eau chaude, mixez jusqu'à obtention d'une consistance lisse.

Le truc en plus

Ne remplacez surtout pas les fruits surgelés par des fruits au sirop bourrés de sucre.

VITALITHÉ

ANTIOXYDANT, STOP-FAIM

 *Préparation : 20 min.*

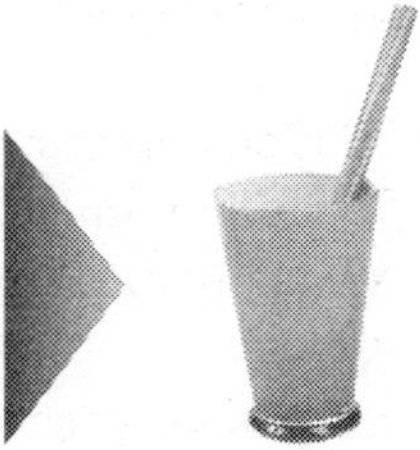

- 1 c. à c. de thé vert
- 1 poire comice bien mûre
- ½ citron
- 50 g de crème fleurette allégée
- 2 cuillères à café d'Antésite

Mettez la crème fleurette et les fouets au congélateur 15 min.
Pochez la poire épluchée dans un thé vert frémissant 10 min. Sortez-la.
Dans le blender, mixez la poire avec l'Antésite et le jus de citron jusqu'à obtention d'une consistance lisse.
Battez la crème fleurette en une Chantilly de consistance épaisse.
Incorporez délicatement la Chantilly au smoothie.

Le truc en plus

Hypertendus, passez votre chemin, la réglisse de l'Antésite est déconseillée dans votre cas.

Les sucrés-salés

BEETROOT SMOOTHY

STOP-FAIM, JAMBES LÉGÈRES

Préparation : 38 min.

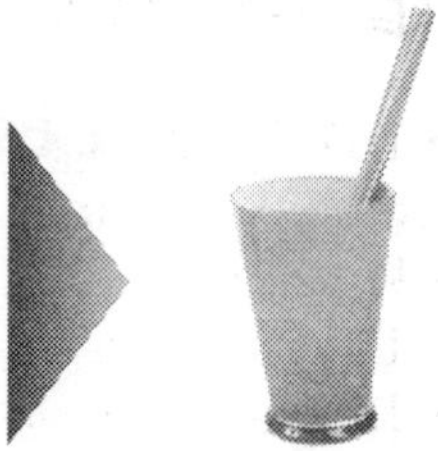

- ½ bulbe de fenouil
- ½ betterave cuite
- 1 orange
- quelques feuilles de coriandre
- 3 glaçons

Faites blanchir le fenouil pendant 5 min. dans l'eau bouillante, égouttez-le, passez-le sous l'eau froide, coupez-le en morceaux.
Épluchez la betterave, coupez-la en morceaux.
Pressez l'orange.
Rincez la coriandre.
Mettez tous les ingrédients dans le blender et mixez jusqu'à obtention d'une consistance lisse.

Le truc en plus

Parsemez de graines de sésame grillées à sec à la poêle.

BILLY ZE SMOOTHIE

STOP-FAIM

Préparation : 5 min.

- 1 Petit Billy (ou n'importe quel fromage de chèvre ou de brebis frais)
- ½ pamplemousse
- 1 c. à s. de sauce soja
- 10 feuilles de menthe
- 1 pincée de curcuma

Pressez le pamplemousse.
Lavez la menthe et effeuillez-la.
Dans le blender, mélangez le jus de pamplemousse et le fromage.
Ajoutez la sauce soja et les feuilles de menthe. Mixez jusqu'à obtention d'une consistance lisse.
Saupoudrez de curcuma et servez bien frais.

Le truc en plus

Vous pouvez parsemer ce smoothie de riz grillé que vous trouverez dans les magasins asiatiques.

BOISSON MAGIQUE AGAR-AGAR

ULTRALIGHT/STOP-FAIM

Préparation : 5 min.

- Thé ou citron ou café ou infusion ou bouillon ou soupe
- 1 g d'agar-agar

Faites bouillir de l'eau. Préparez une tasse de votre boisson habituelle (thé, citron, café, infusion, bouillon, soupe).
Versez 1 g d'agar-agar dans la tasse de liquide bouillant. Mélangez bien et consommez avant que la température de votre préparation redescende à 40 °C (gélification).

Le truc en plus

Buvez une tasse de boisson magique une fois par jour, 10 à 20 minutes avant votre repas principal. Ne vous inquiétez pas : après un aspect temporairement un peu bizarre (poudre blanche et odeur légèrement piquante), votre boisson redeviendra totalement liquide, sa saveur et sa couleur ne seront absolument pas modifiées.

Bugs Bunny

VITAMINÉ/BELLE PEAU

Préparation : 6 min.

- 100 g de jeunes carottes
- 1 orange
- ½ citron vert
- ½ c. à c. de poudre de cumin

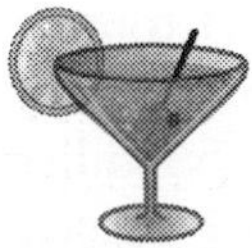

Lavez et coupez-les carottes en morceaux.
Épluchez l'orange, détachez les quartiers.
Pressez le citron vert.
Mettez tous les ingrédients dans le blender, mixez jusqu'à obtention d'une consistance lisse.

Le truc en plus

Veillez à bien ôter les peaux blanches de l'orange qui donneraient au smoothie un goût amer.

ÇA GAZE !

VITAMINÉ/CONFORT DIGESTIF

Préparation : 6 min.

- 1 tomate
- ½ avocat
- 5 feuilles de basilic
- 1 boule de sorbet de citron vert
- 10 cl d'eau de Vichy Saint-Yorre
- poivre

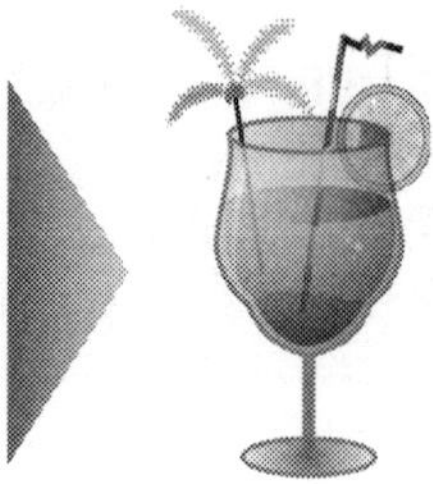

Épluchez la tomate après l'avoir ébouillantée 3 min, ôtez le cœur, coupez-la en morceaux.
Épluchez l'avocat, retirez son noyau.
Rincez le basilic.
Mettez tous les ingrédients sauf l'eau de Vichy dans le blender, mélangez jusqu'à obtention d'une consistance lisse.
Versez l'eau de Vichy et remuez à la cuillère.

Le truc en plus

Vos invités à l'estomac fragile plébisciteront ce cocktail : l'eau de Vichy Saint-Yorre calme les feux gastriques les plus brûlants.

CÉLERI BRANCHÉ

ULTRALIGHT, STOP-FAIM

 *Préparation : 3 min.*

- 1 branche de céleri
- 1 poire
- 20 cl de lait de soja
- 3 glaçons

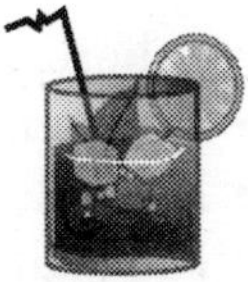

Rincez la branche de céleri et ôtez ses feuilles. Coupez la tige en morceaux.
Épluchez la poire, ôtez le cœur et les pépins, coupez-la en morceaux.
Mettez tous les ingrédients dans le blender et mixez jusqu'à obtention d'une consistance lisse.

Le truc en plus

Saupoudrez de sel de céleri. La richesse en fibres du céleri en fait un aliment parfois un peu indigeste. Mais cet inconvénient disparaît totalement dans le jus.

COMME À LA FERME

VITAMINÉ/STOP-FAIM/ANTIOXYDANT

Préparation : 9 min.

- ½ botte de radis
- ½ betterave cuite
- 100 g de framboises surgelées
- 10 cl lait de riz (ou 3 cubes de lait de riz congelé)
- 50 g de fromage de chèvre frais
- sel, poivre

Épluchez et lavez les radis.
Pelez la betterave et coupez-la en morceaux.
Mettez tous les ingrédients dans le blender et mixez jusqu'à obtention d'une consistance lisse.

Le truc en plus

Vous pouvez remplacer le chèvre par n'importe quel fromage frais.

DANS MON JARDIN

DÉTOX

Préparation : 10 min.

- 1 petite pomme acidulée
- 1 cote de bette (sans les feuilles)
- 1 petite poignée d'épinards
- 1 petite poignée de persil frais
- ½ avocat
- ½ citron
- 3 pincées de curry

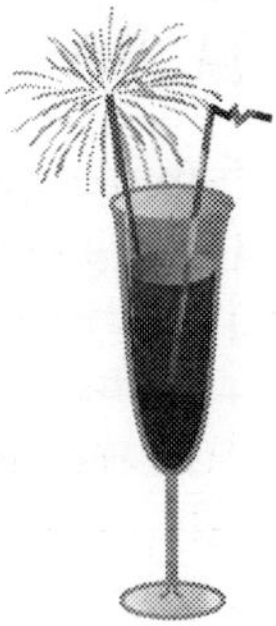

Coupez en morceaux la pomme et la cote de bette, passez-les à la centrifugeuse.
Lavez les épinards.
Rincez et coupez le persil.
Épluchez l'avocat et ôtez son noyau.
Pressez le citron.
Mettez tous les ingrédients dans le blender et mixez jusqu'à obtention d'une consistance lisse.

Le truc en plus

Si vous n'avez pas de centrifugeuse, utilisez 10 cl de jus de pomme bio en bouteille et mettez la cote de bette coupée en morceaux dans le blender.

HALLOWEEN

BELLE PEAU/VENTRE PLAT

Préparation : 8 min.

- 5 morceaux de potiron (ou 1 grosse tranche)
- 1 carotte
- 2 oranges
- 1 yaourt au bifidus

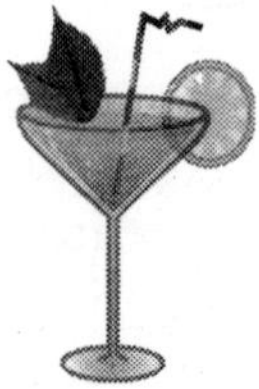

Épluchez la tranche de potiron, prélevez 5 morceaux. Rincez et pelez la carotte, coupez-la en morceaux. Pressez les oranges.
Mettez tous les ingrédients dans le blender et mixez jusqu'à obtention d'une consistance lisse.

Le truc en plus

Pour un smoothie plus crémeux, congelez les morceaux de potiron 1 h à l'avance.

Indiana jaune

JAMBES LÉGÈRES, STOP-FAIM

 *Préparation : 5 min.*

- 1 pomme granny
- ½ citron
- ½ c. à c. de curry doux
- 1 yaourt vanille bifidus
- 2 glaçons

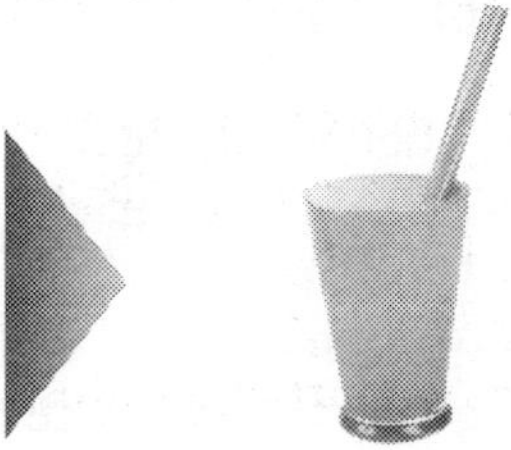

Épluchez la pomme, retirez le cœur et les pépins. Coupez-la en morceaux.
Pressez le citron.
Mettez tous les ingrédients dans le blender et mixez jusqu'à obtention d'une consistance lisse.

Le truc en plus

Vous pouvez également utiliser un yaourt bifidus nature et parsemer le smoothie de graines de vanille : taillez une demi-gousse de vanille dans la longueur et prélevez-en les graines.

LA MÂCHE QUI RIT

ANTIOXYDANT, VITAMINÉ, MINÉRAUX, OMÉGA 3

Préparation : 8 min.

- 5 figues surgelées
- 1 poignée de mâche
- 1 tomate
- quelques feuilles d'aneth
- quelques feuilles de basilic
- 1 pincée de piment d'Espelette

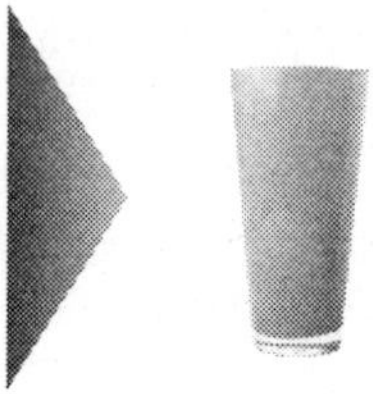

Rincez la mâche, le basilic et l'aneth.
Épluchez la tomate après l'avoir ébouillantée 3 min, ôtez le cœur et coupez-la en morceaux.
Mettez tous les ingrédients dans le blender et mixez jusqu'à obtention d'une consistance lisse.

Le truc en plus

Si vous préférez un smoothie moins relevé, remplacez le piment par du paprika.

LA VIE EN ROSE

MINÉRAUX, DÉTOX, STOP-FAIM

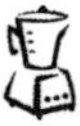  *Préparation : 6 min.*

- ½ avocat
- 2 oignons nouveaux
- 1 orange
- quelques baies roses
- 3 glaçons

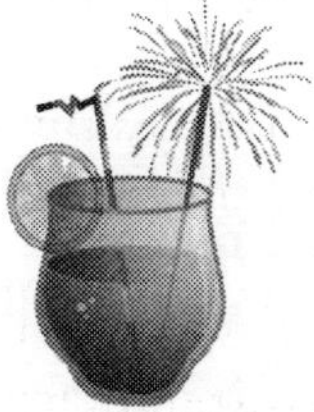

Épluchez l'avocat, ôtez son noyau.
Épluchez les oignons.
Pressez l'orange.
Mettez tous les ingrédients dans le blender et mixez jusqu'à obtention d'une consistance lisse.

Le truc en plus

Hors saison les oignons nouveaux peuvent être remplacés par des oignons rouges.

LE CONCOMBRE MASQUÉ

DÉTOX

 *Préparation : 7 min.*

- ¼ d'avocat
- ¼ de concombre
- 1 orange
- 3 ou 4 feuilles de menthe
- 3 glaçons

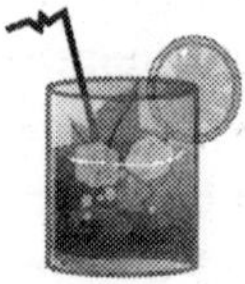

Épluchez l'avocat, ôtez son noyau.
Pelez le concombre, coupez-le en morceaux.
Pressez l'orange.
Rincez la menthe et effeuillez-la.
Mettez tous les ingrédients dans le blender et mixez jusqu'à obtention d'une consistance lisse.

Le truc en plus

En cas de flemme aiguë, n'épluchez pas le concombre, ou seulement une bande sur deux. Votre smoothie sera plus vert, et alors ?

LE GÉANT VERT

DÉTOX, MINÉRAUX

Préparation : 8 min.

- 1 granny smith
- ¼ de concombre
- 1 branche de céleri
- 3 tiges de persil
- 1 citron vert

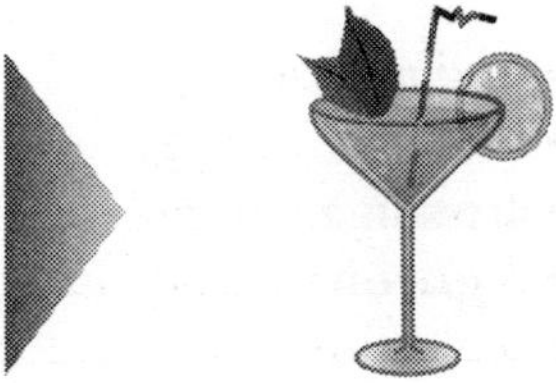

Épluchez la pomme, ôtez le cœur et les pépins.
Épluchez le concombre.
Rincez la branche de céleri.
Rincez le persil.
Coupez tous ces ingrédients en morceaux.
Pressez le citron.
Mettez tous les ingrédients dans le blender et mixez jusqu'à obtention d'une consistance lisse.

Le truc en plus

Si vous souhaitez un smoothie plus épais, ajoutez ½ banane congelée.

LE SMOOTHIE D'ÉDITH

ANTIOXYDANT, VITAMINÉ

Préparation : 8 min.

- 2 pommes
- ½ citron
- cresson à volonté
- 3 glaçons

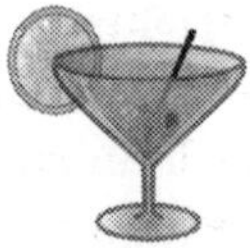

Épluchez les pommes, coupez-les en quartiers et ôtez le cœur et les pépins.
Pressez le citron.
Rincez le cresson.
Mettez tous les ingrédients dans le blender et mixez jusqu'à obtention d'une consistance lisse.

Le truc en plus

Un peu longuet à nettoyer, le cresson se trouve maintenant en sachet. Tout propre, tout beau !

LE SURVITAMINÉ

VITAMINÉ

Préparation : 10 min.

- 1 kiwi
- ¼ de poivron rouge
- 1 tomate
- 5 brins de ciboulette
- 6 feuilles de basilic
- 1 orange
- 3 glaçons

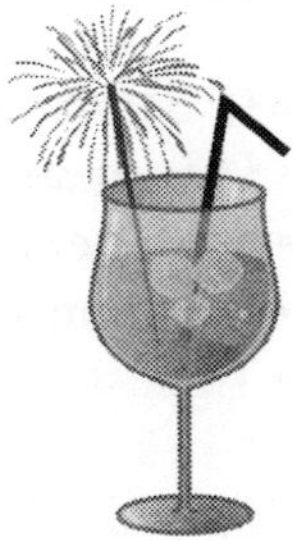

Épluchez le kiwi.
Épluchez et épépinez le poivron.
Pelez la tomate après l'avoir ébouillantée 3 minutes.
Rincez la ciboulette et le basilic.
Coupez tous ces ingrédients en morceaux.
Pressez l'orange.
Mettez tous les ingrédients dans le blender et mixez jusqu'à obtention d'une consistance lisse.

Le truc en plus

La peau du poivron se digère mal. Pour vous en débarrasser facilement : passez-le trois minutes au micro-ondes, enfermez-le dans un sac en plastique où vous le laisserez refroidir. Elle viendra toute seule !

MANGUE PEEPER

DÉTOX

Préparation : 7 min.

- ¼ de mangue
- ½ banane congelée
- 5 feuilles de menthe fraîche
- 1 oignon nouveau
- 1 gousse d'ail
- 1 c. à s. d'huile d'olive
- fleur de sel
- poivre de Sichuan
- Tabasco

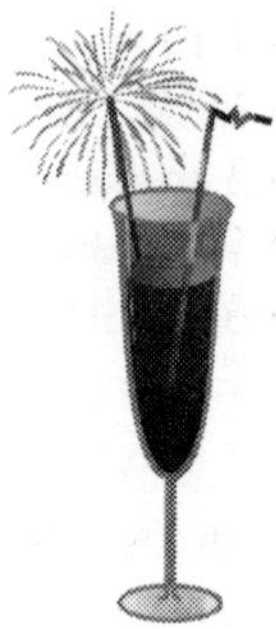

Épluchez la mangue, ôtez son noyau.
Rincez la menthe.
Pelez l'oignon et la gousse d'ail.
Mettez tous les ingrédients dans le blender et mixez jusqu'à obtention d'une consistance lisse.

Le truc en plus

Pour transformer ce smoothie en repas, servez-le accompagné d'une tartine de pain de campagne et d'une tranche de jambon découenné.

ORANGEATE EXTRALIGHT

DÉTOX, ULTRALIGHT

 *Préparation : 8 min.*

- 1 tomate
- 1 orange
- 3 feuilles de menthe
- 10 cl de Salvetat
- 3 glaçons

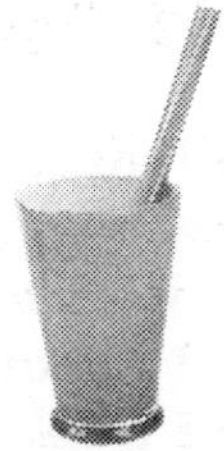

Épluchez la tomate après l'avoir ébouillantée 3 min., ôtez le cœur.
Pressez l'orange.
Rincez la menthe.
Mettez tous les ingrédients sauf la Salvetat dans le blender, mixez jusqu'à obtention d'une consistance lisse.
Versez la Salvetat et remuez à la cuillère.

Le truc en plus

Pour les fines-gueules, une tomate cœur de bœuf est chaudement recommandée.

Verdure

STOP-FAIM, VENTRE PLAT

Préparation : 5 min.

- 1 avocat
- 2 boules de sorbet de citron vert (ou granité de citron vert maison, voir « Le truc en plus »)
- 1 yaourt au bifidus
- 5 feuilles de menthe

Épluchez l'avocat, ôtez son noyau, coupez-le en morceaux.
Rincez les feuilles de menthe.
Mettez tous les ingrédients dans le blender et mixez jusqu'à obtention d'une consistance lisse.

Le truc en plus

Si vous ne trouvez pas de sorbet de citron vert, confectionnez vous-même votre granité : pressez 1 citron vert. Versez ¼ de l d'eau + 1 c. à c. de miel, mélangez bien et mettez dans un récipient. Placez-le au congélateur une heure en mélangeant de temps en temps.

Cocktails : les grands classiques revisités

Comme Ernest Hemingway, le Bloody Mary (la Marie Saignante !) est votre boisson préférée ? Le Mojito de l'été dernier vous colle à la peau ? Le Pina colada vous obsède ? Mais vous savez bien que c'est mal, que l'un comme l'autre riment avec « alcool », « calories », « mal au crâne demain matin » et à peu près tout sauf « minceur » ? Ne cédez pas au désespoir. En version sans alcool et ultra light, vous pourrez profiter à nouveau de ces piliers de comptoir. Après tout, s'ils se sont hissés au rang de stars de bars interplanétaires, il y a une raison : ils sont trop bons. Les nôtres sont encore meilleurs : on peut les boire sans modération…

Spritz gingembre

- 2 pêches bien mûres
- 5 cl de lait demi-écrémé
- 2 cm de racine de gingembre
- 20 cl d'eau gazeuse type Perrier, bien fraîche

Ôtez les noyaux des pêches et coupez-les en morceaux en gardant la peau.
Mettez tous les ingrédients dans le blender, mixez jusqu'à obtention d'une consistance lisse.
Versez l'eau gazeuse, mélangez avec une cuillère.

Pina colada

- ½ tranche d'ananas frais
- ½ orange
- 2 c. à c. de lait de coco
- 3 glaçons

Épluchez l'ananas, coupez la tranche en morceaux.
Pressez l'orange.
Mettez tous les ingrédients dans le blender, mixez jusqu'à obtention d'une consistance lisse.

Mojito

- 1 citron vert
- 10 feuilles de menthe
- 2 cm de racine de gingembre
- 15 cl de Perrier
- 1 c. à s. de sirop d'érable

Pressez le citron vert, prélevez un zeste. Rincez et effeuillez la menthe. Épluchez le gingembre. Mettez dans le blender le jus de citron, le zeste, 5 feuilles de menthe et le gingembre, mixez puis ajoutez le sirop d'érable, le Perrier, les 5 feuilles de menthe restantes et mélangez à la cuillère.

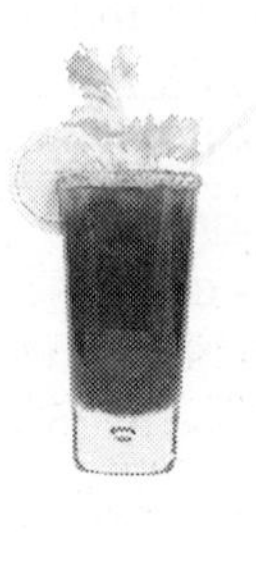

Bloody Mary

- 2 tomates
- ½ citron
- 1 c. à s. de Worcestershire sauce
- 2 gouttes de Tabasco
- sel de céleri
- poivre
- 3 glaçons

Pelez les tomates après les avoir ébouillantées 3 min.
Pressez le citron.
Mettez tous les ingrédients dans le blender, mixez jusqu'à obtention d'une consistance mousseuse.

Ginger beer

- 125 g de gingembre frais
- 2 clous de girofle
- 2 citrons
- 12,5 cl d'eau gazeuse (type Perrier)
- 1 c. à s. de miel

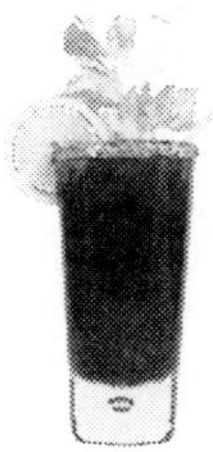

Épluchez le gingembre.
Pressez les citrons.
Faites bouillir 1 l d'eau. Mettre tous les ingrédients sauf l'eau gazeuse dans l'eau bouillante. Mélangez et laissez refroidir. Passez au chinois. Mettez au réfrigérateur.
Servez en remplissant le verre à moitié de préparation et l'autre moitié d'eau gazeuse.

Le truc en plus

Pour une soirée de fête, saupoudrez des paillettes d'or sur un cocktail terminé, vous épaterez les plus blasés. L'or comestible est utilisé en tant qu'aliment (ou plutôt de délicate décoration alimentaire !), aussi bien aux États-Unis qu'en France, ou partout dans le monde. C'est même un additif, le E175. Il y a de fortes chances que vous ne le croisiez pas souvent, en tout cas si vous vous approvisionnez au supermarché du coin. On en trouve dans certaines boutiques ou sur quelques sites internet (Delafee, Cointreau…). Évidemment, ce n'est pas donné. Comptez 30 € pour 0,3 g.

Ce à quoi vous avez échappé

Heureux lecteurs, au fil de nos découvertes, nous vous avons épargné le thé glacé au cannabis (une boisson qui existe bel et bien en cannette, on n'invente rien), le Pepsi concombre (pareil), le Coolpis au kimchee (délicieux plat coréen traditionnel à base de chou fermenté), le dough iranien (cocktail fromage de chèvre, lait, grains de blé et eau gazeuse), les laits de chamelle ou de jument fermentés, le thé salé au beurre de yack (pas très minceur de toute façon !), le vinaigre noir (base de plusieurs cocktails japonais, il existe même dans ce pays des bars à vinaigre, comme chez nous des bars à jus ! Pour un mélange super-black, par exemple, mélangez du vinaigre noir avec du jus de myrtilles, de l'orange et un soupçon de lait de soja). Et bien d'autres boissons encore, peu adaptées à nos palais…

Annexes

Les 4 saisons des fruits et légumes

Les fruits et légumes frais de saison sont bien meilleurs, renferment nettement plus de vitamines et coûtent moins cher. Préférez-les. Et retrouvez ci-dessous tous les fruits et légumes minceur employés dans nos smoothies et cocktails, ainsi que quelques autres, également adaptés aux boissons mais à la saveur plus « marquée » tels que l'oseille ou la rhubarbe.

Hors saison, optez pour les surgelés, qui préservent bien les qualités nutritionnelles des fruits et légumes frais, congelés très rapidement après récolte (pas de perte de vitamines).

JANVIER
Légumes
Brocoli, céleri, chou, endive, mâche
Fruits
Ananas, banane, mandarine, orange, pamplemousse

FÉVRIER
Légumes
Betterave, brocoli, céleri, endive, poireau, salsifis
Fruits
Ananas, banane, orange

MARS
Légumes
Artichaut, carotte, navet, poireau, salsifis
Fruits
Ananas, orange

AVRIL
Légumes
Artichaut, asperge, carotte, oseille, laitue
Fruits
Rhubarbe

MAI
Légumes
Asperge, betterave, carotte, cresson, épinard, laitue, oseille, pois
Fruits
Fraise, rhubarbe

JUIN
Légumes
Artichaut, asperge, betterave, concombre, courgette, laitue, petit pois, radis
Fruits
Fraise, cerise, rhubarbe

JUILLET
Légumes
Artichaut, aubergine, betterave, carotte, céleri-branche, concombre, haricot vert, pois, romaine
Fruits
Abricot, cerise, figue, fraise, framboise, groseille, melon, pastèque, pêche

AOÛT
Légumes
Artichaut, aubergine, betterave, céleri, chou, concombre, haricot vert, maïs, navet, oignon, tomate
Fruits
Abricot, brugnon, cassis, figue, fraise, framboise, melon, pêche, prune

SEPTEMBRE
Légumes
Betterave, céleri, champignon, chou, navet, oignon, poireau, tomate
Fruits
Cassis, citron, noisette, noix, pêche, poire, pomme, prune, raisin

OCTOBRE
Légumes
Céleri, champignon, chou, navet, oignon, poireau, tomate
Fruits
Banane, noix, poire, pomme, raisin

NOVEMBRE
Légumes
Brocoli, céleri, champignon, chou, endive, mâche, oignon, poireau, potiron
Fruits
Banane, châtaigne, coing, pamplemousse, poire

DÉCEMBRE
Légumes
Brocoli, céleri, chou, endive, mâche
Fruits
Ananas, banane, mandarine, orange, pamplemousse

Les calories des ingrédients de ce livre

ALIMENTS / 100 g	CALORIES
Abricot frais	45
Abricot sec	272
Ananas frais	51
Artichaut cuit	18
Asperge	26
Avocat	200
Avoine (flocons)	367
Bacon (filet)	123
Banane	90
Betterave rouge (cuite)	23
Bouillon de volaille (1 cube)	6
Cacao en poudre	325
Café	2
Carotte	38

ALIMENTS / 100 g	CALORIES
Carre frais 0 % m.g.	80
Céleri (feuille)	20
Chavroux (nature)	173
Chèvre frais (fromage)	79
Ciboulette (quelques brins)	0 à 5
Citron vert	47
Citron	40
Clémentine	40
Concombre	13,00
Coriandre (quelques feuilles)	0 à 5
Courgette	15
Crème fraîche extra-légère	66
Cresson	20
Datte (sèche)	300
Eau Vichy Saint-Yorre	0
Échalote	75
Épices (pincée)	0 à 2
Épinard	25
Fenouil	20
Figue	80
Fraise	36
Framboise	40
Germe de blé	390
Gingembre	50
Graine de lin	425

ALIMENTS / 100 g	CALORIES
Graine de sésame	571
Kiwi	53
Lait d'amande	66
Lait de soja nature	37
Lait demi-écrémé pasteurisé	46
Lait de riz	51
Litchi	68
Mâche	36
Mangue	62
Melon	31
Miel (1 c. à s.)	80
Mirabelle	58
Mûre	57
Myrtille	69
Nectarine	46
Œuf	160
Oignon	46
Orange	44
Pamplemousse	40
Parmesan	393
Pastèque	30
Pêche	47
Perles du Japon	350
Perrier (eau)	0
Persil (quelques brins)	0 à 3

ALIMENTS / 100 g	CALORIES
Petit pois	64
Poire	61
Poivron	22
Pomme	52
Potiron	30
Pruneau	290
Radis	20
Raisin	68
Saint Môret 0 %	76
Saumon fumé	178
Soja (sauce) (quelques gouttes)	0
Sorbet au citron	51
Thé (sans sucre)	0
Tofu nature	142
Tomate	20
Vinaigre balsamique	102
Yaourt à 0 % (unité)	44
Yaourt bifidus	58

Les 10 cocktails les pires pour la ligne

Ils sont alcoolisés, sucrés et graisseux à souhait. Un seul d'entre eux peut ruiner un programme minceur en une soirée ! Et non seulement ils plombent l'apport calorique de la journée (si l'on n'en prend qu'un seul, une journée, ce qui reste à voir !) mais en plus ils incitent à mettre les bouchées doubles... c'est-à-dire à dévorer à peu près tout et n'importe quoi, de préférence des cacahuètes plutôt que des bâtonnets de céleri... L'horreur !

1. ***Le White Russian***
   - *Il y a quoi dedans ?* Liqueur de café, vodka, crème
   - *Combien de calories dans 1 verre ?* 863 (21 g de gras, 105 g de sucre)

2. ***Le Mudslide***
   - *Il y a quoi dedans ?* Vodka, liqueur de café, irish cream, crème – coulis de chocolat en option
   - *Combien de calories dans 1 verre ?* 851 (21 g de gras, 102 g de sucre) + le chocolat si vous choisissez l'option

3. ***Le Hot Buttered Rhum***
   - *Il y a quoi dedans ?* Rhum chaud, beurre, sirop de vanille
   - *Combien de calories dans 1 verre ?* 589 (17 g de gras, 101 g de sucre)

4. ***Le Chocolat Martini***
   - *Il y a quoi dedans ?* Liqueur de chocolat, vodka, copeaux de chocolat
   - *Combien de calories dans 1 verre ?* 438 (20 g de gras, 24 g de sucre)

5. ***Le Blushin' Russian***
   - *Il y a quoi dedans ?* Liqueur de café, vodka, liqueur d'amande, crème
   - *Combien de calories dans 1 verre ?* 863 (20 g de gras, 23 g de sucre)

6. ***Le Mulled Wine***
   - *Il y a quoi dedans ?* Vin chaud épicé, brandy, sucre
   - *Combien de calories dans 1 verre ?* 356 (0 g de gras, 40 g de sucre)

7. ***Le lait de poule***
   - *Il y a quoi dedans ?* Crème, lait, sucre, œufs battus, rhum ou whisky
   - *Combien de calories dans 1 verre ?* 343 (19 g de gras, 34 g de sucre)

8. ***Le Brandy Alexander***
   - *Il y a quoi dedans ?* Crème, brandy
   - *Combien de calories dans 1 verre ?* 297 (10 g de gras, 15 g de sucre)

9. ***L'Irish Coffee***
   – *Il y a quoi dedans ?* Café, irish cream
   – *Combien de calories dans 1 verre ?* 863 (9 g de gras, 8 g de sucre)

10. ***La Pina Colada***
   – *Il y a quoi dedans ?* Rhum blanc, jus d'ananas, lait ou crème de coco, crème fraîche
   – *Combien de calories dans 1 verre ?* 303 (10 g de gras, 16 g de sucre)

Source : Forbes

Les 10 cocktails les plus chers du monde

Certains hôtels réputés ou restaurants super-luxe s'enorgueillissent de proposer les cocktails les plus chers du monde. Dans nos recettes nous avons fait exactement l'inverse en vous invitant à redécouvrir des ingrédients « de base », disponibles pour la plupart au supermarché du coin, mais dont la grande disponibilité et le coût réduit ne doivent pas faire oublier leurs propriétés étonnantes.

Pour rêver un peu, quand même, voici les recettes que vous ne trouverez assurément pas dans ce livre. C'est plutôt une bonne nouvelle : vous allez faire de substantielles économies et en plus, prendrez grand soin de votre ligne en les évitant. Car vous le constaterez, aucun d'entre eux ne veut vraiment du bien à la silhouette de son fortuné propriétaire !

1. ***Le Dazzle***
   – *Combien ?* 51 200 $ (non, vous ne rêvez pas)
   – *Où ?* Chez Harvey Nichols, à Londres
   – *Il y a quoi dedans ?* Champagne rose, liqueur de litchi et framboise. Et une bague en or blanc de 18 carats avec une tourmaline rose et des diamants. Attention à ne pas l'avaler tout rond…

2. ***Le Diamond/Ruby***
   – *Combien ?* 19 000 $
   – *Où ?* Au Sheraton Park Tower Hotel, à Londres
   – *Il y a quoi dedans ?* Tout dépend du bijou choisi (en fonction du carat, le cocktail coûtera d'ailleurs plus ou moins cher), comme « fève » au fond du verre. Mais au-dessus coulera à flot du champagne et du cognac Remy Martin Luis XIII. So chic.

3. ***Le Martini-on-the-rocks***
   – *Combien ?* 10 000 $
   – *Où ?* À l'Agonquin Hotel, à New York
   – *Il y a quoi dedans ?* Selon votre envie du moment : marquise ou émeraude, vodka ou gin. Accompagné d'olives ou biscuits apéritifs. N'oubliez pas de commander votre martini « amélioré » 72 heures à l'avance. Il faut bien un peu de temps pour fignoler le tout…

4. ***Le Ménage à 3***
   – *Combien ?* 3 000 $
   – *Où ?* Au Wynn Hotel, à Las Vegas
   – *Il y a quoi dedans ?* Une bonne dose de délire, du champagne, du Grand Marnier (très très ancien), encore des bricoles en or (des flocons frits en or et même du sirop !). Un cocktail crazy !

5. ***Mai tai***
   - *Combien ?* 1 400 $
   - *Où ?* The Merchant Hotel, à Belfast
   - *Il y a quoi dedans ?* C'est le cocktail le plus cher du monde si l'on considère qu'il n'y a que de l'alcool dans le verre (pas de bijoux, contrairement aux précédents). Un rhum hors d'âge est l'ingrédient de base de cette rareté rarissime (seulement 1 bouteille disponible dans le monde). Si vous êtes motivé, ne traînez pas : il y avait de quoi préparer 18 verres dans la bouteille, il n'y en a plus que 15…

6. ***Le High Roller Martini***
   - *Combien ?* 1 000 $
   - *Où ?* The Capitale Grille, à Las Vegas
   - *Il y a quoi dedans ?* On repart dans la boisson avec bijou (au choix, à voir selon vos moyens) mais là, pour soulager votre conscience, sachez que 500 $ filent directement à une ONG contre la faim dans le monde.

7. ***Le Red Ruby***
   - *Combien ?* 950 $
   - *Où ?* La Réserve, à Chicago
   - *Il y a quoi dedans ?* Vodka orange, jus d'orange, champagne Dom Pérignon et autres délices très grand classe.

8. ***Le Bentley Sidecar***
   - *Combien ?* 550 $
   - *Où ?* The London NYC, à New York
   - *Il y a quoi dedans ?* Pas de bling-bling dans ce verre, mais que du premium pour un cognac et du Grand-Marnier de folie.

9. ***Le Ritz Sidecar***
   – *Combien ?* 515 $
   – *Où ?* Hôtel Ritz, à Paris
   – *Il y a quoi dedans ?* En fait, c'est le vrai cocktail sidecar puisque c'est le vrai lieu de naissance du sidecar ! Avec un cognac si vieux qu'on n'ose pas annoncer l'âge du capitaine, mais concocté avant que les vignes subissent la première attaque de phylloxera, c'est dire. Oui, c'est bien ça, 1860.

10. ***Le Sword Martinis***
   – *Combien ?* 300 $
   – *Où ?* Jambu's Bar, Raffles Resort sur Canouan Island, aux Îles Grenadines.
   – *Il y a quoi dedans ?* A peu près ce que vous voulez avec du Martini. Mais c'est servi avec un curedent, pardon, une minuscule épée, en or 14 carats (non ce n'est pas une blague). Plus classe à rapporter de voyage qu'un tee-shirt… Et si vous repassez dans le coin, commandez un nouveau cocktail : il y a 4 épées à collectionner, vous trouverez bien quelqu'un pour échanger vos Excalibur ou mini Samouraï en double !

Source : Forbes

Index des aliments

Table des matières

Pour recevoir notre catalogue, merci de bien vouloir remplir ce questionnaire et nous le retourner :

éditions Leduc.s
33 rue Linné
75005 Paris

Vous pouvez aussi répondre à ce questionnaire sur Internet :

www.leduc-s.com

NOM : ....

PRÉNOM : ....

ADRESSE : ....

....

CODE POSTAL : ....

VILLE : ....

PAYS : ....

ADRESSE@MAIL : ....

ÂGE : ....

PROFESSION : ....

Titre de l'ouvrage dans lequel est insérée cette page :

Smoothies Minceur

Lieu d'achat : ....

Avez-vous une suggestion à nous faire ?

....

....

....

À .... LE ....

Impression réalisée par

CPI
Brodard & Taupin

La Flèche (Sarthe), le 12-03-2009
51917 – Dépôt légal : mars 2009

Imprimé en France